Helga Heller-Waltjen

Ganzheitliche Körperpflege

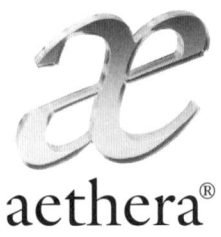

aethera®

die heilenden Kräfte im Menschen stärken,
die Bildung des eigenständigen Urteils unterstützen,
die Initiativbereitschaft von Patienten und Verbrauchern fördern.

An der Herausgabe des aethera-Programmes wirken mit:
der Verein für Anthroposophisches Heilwesen,
die Heilmittelfirma Weleda, die Gesellschaft Anthroposophischer Ärzte
und die Medizinische Sektion am Goetheanum.

Über dieses Buch:
Eine durch Anthroposophie erweiterte Betrachtungsweise sieht in der Körperpflege nicht allein den kosmetischen Effekt, sondern bezieht auch ökologische und menschenkundliche Gesichtspunkte mit ein. – Eine Körperpflege, die im Einklang mit den biologischen Abläufen und Funktionen des Körpers steht, wirkt gesundend und verschönernd zugleich. Der vorliegende Ratgeber gibt daher viele Anregungen, wie durch eine kontinuierliche und konsequente Körperpflege mit natürlichen Rohstoffen eine zeitgemäße und unkomplizierte Gesundheitsvorsorge betrieben werden kann, die darüber hinaus auch noch Freude bereitet.

Über die Autorin:
Helga Heller-Waltjen lebt mit ihrer Familie in Schwäbisch Gmünd. Ausbildung zur Drogistin, Fortbildungen und Zusatzqualifikationen auf medizinischem und pädagogischem Gebiet. Gleichzeitig weitere Berufsausbildungen, u.a. zur Kosmetikerin, Reformwarenfachfrau und Pharmareferentin. Durch das Kennenlernen der Anthroposophie ergaben sich vertiefende Gesichtspunkte. Zuerst Tätigkeit als Filialleiterin, später im eigenen Geschäft. Ausgedehnte Referenten- und Autorentätigkeit. Langjährige, selbstständige Tätigkeit als Schulungsleiterin für Kosmetik und Körperpflege, einschließlich vielfältiger Vortrags- und Seminartätigkeit im In- und Ausland und Mitwirkung bei Produktentwicklungen.

Im aethera-Programm ist von Helga Heller-Waltjen bereits der Ratgeber «Ganzheitliche Kosmetik» erschienen.

Helga Heller-Waltjen

Ganzheitliche Körperpflege

Der Ratgeber aus anthroposophischer Sicht

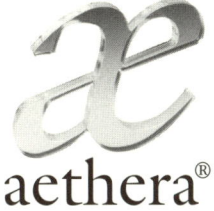

Haftungsausschluss:
Die im Buch veröffentlichten Ratschläge wurden von der Autorin sorgfältig erarbeitet und geprüft. Eine Garantie für die Wirksamkeit der Ratschläge und für die Beschaffenheit und Wirkung der empfohlenen Produkte kann jedoch nicht übernommen werden. Ebenso ist eine Haftung von Autorin und Verlag und dessen Beauftragten für Personen-, Sach- und Vermögensschäden ausgeschlossen.

Für Fragen an den Verlag oder die Autorin benutzen Sie bitte die dem Buch beiliegende Antwortkarte.

1. Auflage 1999
aethera im Verlag Freies Geistesleben & Urachhaus GmbH
Landhausstraße 82, 70190 Stuttgart
Internet: www.aethera.de
ISBN 3-7725-5017-7
© Verlag Freies Geistesleben & Urachhaus GmbH, Stuttgart
Druck: Offizin Chr. Scheufele, Stuttgart

Inhalt

Einleitung 9

Haarpflege 15

Das Haar – vom Symbol und Ritual zum Modeelement 17

Wie entsteht unser Haarkleid 20

Das Haar «unter die Lupe genommen» 22

Vom Sinn einer modernen Haarpflege 23

Haarpflege muss vorbeugen und wieder gutmachen 24

Ernährung und Haarwachstum 38

Im Überblick: Haarpflege 40

Mund- und Zahnpflege 43

Wie können Zähne und Zahnhalteapparat krank werden? 44

Vom Speiserest zum Kariesloch 47

Zahnbett-/Zahnfleisch-Erkrankungen (Parodontitis und Parodontose) 49

Umfassende Mundhygiene – die beste Gewähr für gesunde Zähne und gesundes Zahnfleisch 51

Zahnpflege in den ersten Lebensjahren 60

Mundwasser 63
Zusatzpflege bei Zahnfleischproblemen – nicht nur für Prothesen- und Zahnspangenträger 66
Im Überblick: Mund- und Zahnpflege 69

Fuß- und Beinpflege 71
Erziehung zu gesunden Füßen 73
Wohltuendes für Füße und Beine 75
Die tägliche und die regelmäßige Fußpflege 82
Venenerkrankungen – Venenpflege 91
Wadenkrämpfe 98
Fuß- und Nagelpilz 99
Schweißfüße 101
Im Überblick: Fuß- und Beinpflege 103

Das Badezimmer als Gesundheitszentrum 107
Geschichte der Badekultur 109
Baden zu Heilzwecken 110
Wasserqualität und Wassertemperatur 111
Rund um das Bad 115
Kalte Bäder 117
Geschenke der Natur bereichern das Badewasser 118
Öl-, Sole- und Moorbäder 126
Im Überblick: Das Badezimmer als Gesundheitszentrum 129

Massagen und Öle 131
Eigenmassage und tägliche Körperpflege 132
Haut und Öl 134
Öl ist nicht gleich Öl 136
Natürlich, pflegend, duftend: Hautöle der Naturkosmetik 144
Im Überblick: Massagen und Öle 150

Literaturhinweise 152

Nützliche Adressen 154

Einleitung

Der menschliche Organismus ist vom ersten bis zum letzten Lebensaugenblick ein sich ständig entwickelndes Ganzes. Das heißt, dass beim gesunden Menschen die Funktionen aller Organe harmonisch aufeinander abgestimmt sind. Dieses sich entwickelnde Ganze wird dem Alter entsprechend in unseren Körperformen und Bewegungen sichtbar. Deshalb ist eine Störung oder Erkrankung beim Menschen immer als eine ganz individuelle Angelegenheit zu verstehen. Und indem der Arzt sie in den genannten metamorphosischen Zusammenhang hineinstellt, gewinnt er daraus seine therapeutischen Gesichtspunkte.

Eine Körperpflege, welche die Entwicklungsstufen und Lebensäußerungen, sofern sie sich an der Haut widerspiegeln, bewusst aufgreift, kann den krank machenden Tendenzen rechtzeitig entgegenwirken. *Körperpflege wirkt krank machenden Tendenzen entgegen ...*

Ganzheitlich heilen und pflegen im anthroposophischen Sinne bedeutet, neben der funktionellen Ganzheit auch das breite Spektrum der seelischen und der vom Ich geprägten Entwicklung mit einzubeziehen. Wenn man also den menschlichen Körper als eine Einheit versteht, in der Physisch-Materielle, Physisch-Lebendiges, Seelisches und Geistiges zusammenwirken, dann bedeutet richtig verstandene Körperpflege ein Einflussnehmen auf diese vier Bereiche. *... und wirkt auf den ganzen Menschen*

Die Ebene des Lebens, das den physischen Körper durchzieht und erhält – auch Lebensleib oder Ätherleib genannt –, ist am leichtesten zugänglich durch eine bestimmte Art medikamentöser Behandlung, durch physikalische Maßnahmen wie Wasseranwen- *Lebensebene* dungen, Wickel, Auflagen und Massagen sowie durch eine Ernährungsumstellung.

Seelenebene

Die seelische Ebene, der Seelenleib oder Astralleib, ist der «Ort», an dem wir uns selbst und die Welt erleben. Freude und Schreck und Schmerz, Sympathien und Antipathien, all die vielfältigen Gefühle wirken tief in unseren physischen und ätherischen Körper hinein und äußern sich z.B. in einer Beschleunigung des Pulses, in der Steigerung des Blutdrucks, in Stauungen, Lähmungen und natürlich auch in dem gesunden Wohlgefühl des Leibes. In der Körperpflege gibt es viele Möglichkeiten, die Seele zu pflegen und anzuregen. Vor allem ist hier die Pflege der Sinne und die des Rhythmus zu nennen.

Sinne sind Tore zur Welt

Gesunde Sinnesreize kräftigen die Seele. Beim Geruchsinn ist es unter anderem die Fülle der von der Pflanze an Sonne, Licht und Luft gebildeten und wieder «ausgeatmeten» ätherischen Öle, die über das Sinnestor Nase «echte» Welterfahrung vermitteln.

Eine Sinneserfahrung besonderer Art geschieht über den Tastsinn. Unzählige feine Tastkörperchen, kleine Fühler gleichsam, durchziehen die oberste Hautschicht und fühlen die Qualität von Stoffen, z.B. eines Öls oder einer Creme, ab, bringen aber auch die Weichheit oder Rauigkeit, die Verspannung oder Schlaffheit der Haut zum Bewusstsein. Durch den Tastsinn erlebt der Mensch die Grenze zwischen seiner Eigenwelt und der Außenwelt; er ist eine der physiologischen Grundlagen dafür, dass er sich als ein von der Welt abgesondertes Wesen erleben kann.

Ordnung und Rhythmus

Regelmäßig wiederkehrende Tätigkeiten der Körperpflege wie das morgendliche Waschen oder Duschen, das Kämmen der Haare, das Putzen der Zähne leisten einen wertvollen Beitrag in dem Bemühen, Struktur und Rhythmus in den Tagesablauf zu bringen. Wie wichtig diese unscheinbaren Handhabungen für unser Wohlgefühl und überhaupt für unser Menschsein sind, kann man an einem Beispiel erkennen: Man hat abends vergessen, die Zähne zu putzen; man liegt schon im Bett und ist nun hin und her gerissen zwischen «heute mal nicht» und «ich sollte doch». Nach dem befreienden Entschluss, doch nochmals aufzustehen, und nach dem

Zähneputzen taucht ein Gefühl der Zufriedenheit auf; denn jetzt ist die Ordnung wieder hergestellt und der Tag richtig abgeschlossen.

Jede Wasseranwendung, jede Massage trägt zu einer Verbesserung der Atemtätigkeit und damit zu einem verstärkten Sauerstofftransport bis in die einzelnen Zellen bei. Die Wirkung wird durch qualitativ wertvolle Zusätze (Bademilch, Massageöl) entscheidend verbessert. *Ausgleichende Wirkung auf den Atemrhythmus*

Durch Körperpflege können im weitesten Sinne Sympathie zum eigenen Körper und Freude am Sich-zurecht-Machen geweckt und gefördert werden. Insbesondere gilt das, wenn die zur Anwendung gebrachten Produkte eine solche «Sympathiegeste» ermöglichen. *Freude am eigenen Körper*

Eine Steigerung dieser Fähigkeiten ist dann die Körperpflege am Anderen, wie sie bei Kranken, alten Menschen und bei Säuglingen praktiziert wird.

In jeder menschlichen Begegnung erleben wir den Anderen als Individualität, als ein unverwechselbares Ich; und jeder von uns erlebt sich selbst als ein Ich. Wir kommen aus dem vorgeburtlichen Leben und schreiben zwischen Geburt und Tod unsere Biografie weiter. *Die Aufgabe des Ich*

Dieses Ich greift prüfend, reflektierend, denkend in die Funktionen und Wahrnehmungen von physischem Leib, Ätherleib und Astralleib ein und gibt uns dadurch die Möglichkeit, Verantwortung für unser Handeln zu übernehmen. Diese komplexen Wechselwirkungen gestalten sich umso harmonischer, je besser unser Ich die Führung übernehmen kann. Treten dabei Hindernisse auf, die nicht überwunden werden können, kommt es zu Entgleisungen und Einseitigkeiten, die schließlich zu Störungen und Krankheiten führen.

Die Grundlage, auf der das Ich diese Führung übernehmen und gestalten kann, ist die Wärme. Der Mensch ist ein Wärmewesen und vom ersten Augenblick seines Lebens bis zum letzten auf Wärme angewiesen: Wärme für den belebten Körper und Wärme für die Seele und den Geist. *Die Wärme als Grundlage der Ich-Tätigkeit*

Der Mensch verfügt über eine Wärmeorganisation, die seine Körpertemperatur im Tagesrhythmus zwischen 36,5 und 37,5 Grad pendeln lässt, unabhängig von der Jahreszeit und den klimatischen Bedingungen. Diese Fähigkeit, den Wärmehaushalt zu regulieren, ist nicht von Geburt an vollständig ausgebildet, sondern muss erst langsam erworben werden.

Wärme entsteht auf der geistig-seelischen Ebene zum Beispiel durch «zündende» Ideen, «befeuernde» Gedanken, «begeisternde» Erlebnisse, liebevolle Zuwendung, wenn Wärme von Herz zu Herz strahlt und es uns «warm ums Herz» wird. Auf der Ebene des physischen und des ätherischen Leibes kann die Wärmeorganisation gestärkt werden durch eine sinnvolle, vollwertige Ernährung («Brennwerte» der Nahrungsmittel), durch eine Bekleidung aus Naturfasern (Wolle, Seide), welche die Wärmehülle fördern und erhalten, und besonders durch Pflegemaßnahmen, die über die Haut wirken. An erster Stelle sind hier Einreibungen und Massagen mit Pflanzenöl-Zubereitungen zu nennen, Wasseranwendungen, z.B. das durchwärmende Fußbad mit einem Zusatz von Rosmarin-Öl, sowie Ölwickel, z.B. ein Brust-Ölwickel bei bronchialen Beschwerden.

Obwohl sich die Aufgabe, verantwortungsvoll mit dem Körper umzugehen und den Wärmehaushalt zu unterstützen, in allen Lebensabschnitten stellt, liegt doch die wichtigste Zeit dafür im Säuglings- und Kleinkindalter. Es geht in dieser Zeit darum, Hüllen zu schaffen, Wärmehüllen, unsichtbare und sichtbare, vor allem aber spürbare. Wenn man für Wärmequalitäten sensibler und wacher wird, dann spürt man, wie wohlig warm ein Säugling eine feine Ganzkörpereinreibung mit einem hochwertigen Samenöl, z.B. Sesamöl, und Heilpflanzenzubereitungen erlebt. Über den Wärmesinn in der Haut wirken solche scheinbar unbedeutenden Anwendungen positiv bis in die Blutströmung und in die innere Organbildung hinein.

Körperpflege als pädagogische Aufgabe

Tief verwurzelt im heranwachsenden Kind ist der Nachahmungstrieb. Vergegenwärtigt man sich diese Tatsache, stellt sich sofort die Frage nach der Selbsterziehung des Erziehers. Was ahmt das Kind nach? Welche Qualitäten erlebt es? Im Sehen, Riechen,

Schmecken, Fühlen die Welt der natürlichen Zusammenhänge oder die Welt der Synthetik, der toten Materialien?

Wie wichtig wird doch unter diesen Gesichtspunkten die kleinste am Körper vorgenommene Maßnahme: das Zähneputzen, das Kämmen der Haare, das Waschen. Rhythmus wird eingeübt, die Sinne werden geschult, Freude am Tun wird geweckt. Die Entwicklung des Menschen und der Erhalt der Gesundheit sind deshalb untrennbar mit der Körperpflege verbunden, zu der dieses Buch Anregung geben möchte.

Die Kunst besteht darin, das Gesamtgeschehen in dynamischer Balance zu halten. Die vier Wesensebenen des Menschen durchdringen sich fortwährend; sie sind in einem ständigen Wechselspiel miteinander verbunden. Alle einzelnen Elemente wirken aufeinander und auf das Ganze und das Ganze wiederum auf das Einzelne. *Dynamisches Gleichgewicht*

Gezieltes Pflegen und gestaltendes Gehenlassen sowie Beobachten dessen, was werden will, bilden das Spannungsfeld, aus dem Körperpflege sich wieder zu einer Körperkultur entwickeln kann.

Versunken

Voll Locken kraus ein Haupt so rund! –
Und darf ich dann in solchen reichen Haaren
Mit vollen Händen hin und wider fahren,
Da fühl' ich mich von Herzensgrund gesund.
Und küss' ich Stirne, Bogen, Auge, Mund,
Dann bin ich frisch und immer wieder wund.
Der fünfgezackte Kamm, wo sollt' er stocken?
Er kehrt schon wieder zu den Locken.
Das Ohr versagt sich nicht dem Spiel,
Hier ist nicht Fleisch, hier ist nicht Haut,
So zart zum Scherz, so liebeviel!
Doch wie man auf dem Köpfchen kraut,
Man wird in solchen reichen Haaren
Für ewig auf und nieder fahren.
So hast du, Hafis, auch getan,
Wir fangen es von vornen an.

Johann Wolfgang Goethe

Haarpflege

Wer kennt sie nicht, die deutschen Volksmärchen mit ihren zauberhaften Erzählungen von Haaren: Rapunzel lässt ihr geflochtenes Haar den Turm hinabfallen, der Königssohn im Märchen «Der Eisenhans» verbirgt sein goldenes Haar unter einem Hut, dem Teufel werden von der Teufelin drei kostbare goldene Haare ausgerissen, und die Gänsemagd öffnet auf der Wiese ihre goldenen Haare und kämmt sie ...

Die Bildsprache der Märchen erzählt von den Zusammenhängen des Menschen mit dem Haar. Prächtiges, üppiges Haar hat etwas mit der Erkenntnisfähigkeit unseres Kopfes zu tun, durch die wir uns geistig mit der Welt verbinden können. Es deutet aber auch auf angeborene, vererbte, anerzogene Kräfte, Gedankeninhalte, die nicht selbst errungen wurden.

Ein wichtiger Schritt zur Selbstfindung ist das Ordnen der Haare, meist mit einem goldenen Kamm. Wird der Kamm jedoch mit Gift getränkt, so soll er verhindern, dass der Mensch zur Freiheit gelangt. Unter einem Hut versteckt oder zum Zopf geflochten warten die Haare auf Erneuerungskräfte, durch die die Märchengestalt ihre weitere Selbstfindung erfahren kann. Gewaltsam geschieht dies, als Rapunzel von der Zauberin der Zopf, der

Schmuck ihrer Mädchenzeit, abgeschnitten wird, weil sie den Prinzen bei ihr entdeckt hat.

Einige Märchen stellen auch eine Beziehung zwischen dem Haar und dem gesponnenen Faden her. Vielleicht ist das Wort «Gedankenfaden» darauf zurückzuführen. Nach dem Ordnen der Haare mit einem Kamm wird auf einem goldenen Spinnrad gesponnen, womit der Beginn des selbstständigen Denkens gemeint sein dürfte, wenn der «Lebensfaden» aufgenommen wird.

Das Haar – vom Symbol und Ritual zum Modeelement 17 / Wie entsteht unser Haarkleid? 20 / Das Haar «unter die Lupe genommen» 22 / Vom Sinn einer modernen Haarpflege 23 / Haarpflege muss vorbeugen und wieder gutmachen 24 / Ernährung und Haarwachstum 38 / Im Überblick: Haarpflege 40

Das Haar – vom Symbol und Ritual zum Modeelement

Bei allen Völkern kam dem Haar eine hohe Bedeutung zu. Menschliche Würde und ein Stück Persönlichkeit drücken sich in der Haartracht aus. In der frühgeschichtlichen Zeit waren es die Assyrer und Perser, die ihr Haar kräuselten und salbten, und in der ägyptisch-babylonischen Epoche trugen die Ägypter Perücken, während Völker mit strengen Riten (Juden, Spartaner) kurzes Haar trugen. Im Alten Testament wird von der übermenschlichen Kraft des Richters Simson erzählt, die er seinen sieben Locken am Haupte zu verdanken hatte. Als Delila sie ihm im Schlafe abschneidet, verliert er alle Kraft. Haar mussten die römischen Jünglinge beim Eintritt ins Mannesalter den Göttern als Opfergabe bringen. Später trugen sie es, wie auch Griechen und Germanen, lang.

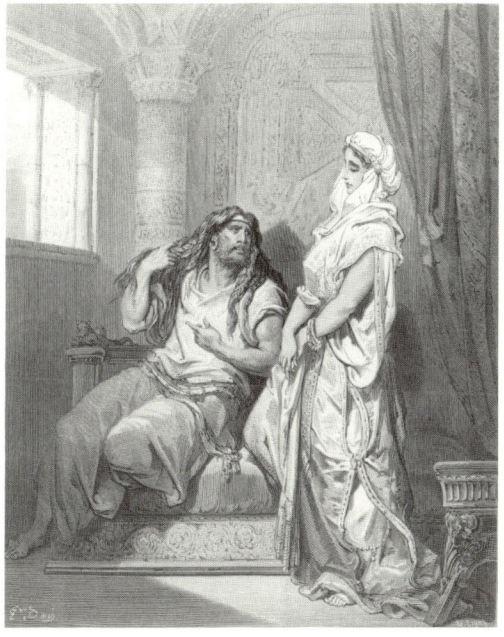

*Abb. 1:
Simson und Delila*

Zeichen für die Entwicklung zur Freiheit

Wurde im 4. Jahrhundert im Zusammenhang mit der Priesterweihe den christlichen Mönchen eine Tonsur geschnitten, so bedeutete dies Unterordnung unter die klösterliche Regel und damit Verlust an persönlicher Freiheit. Zur Zeit von Kaiser Barbarossa unterschied man die Edlen mit schulterlangem Haar von den Unfreien mit gekürztem Haar.

Im weiteren Verlauf der Geschichte zeigt sich in allen Epochen, dass Umbruch- und Aufbruchsituationen sich in Mode und Haartracht widerspiegeln. So ist die Zeit vom Ende des Rokoko über Französische Revolution, «Sturm und Drang», napoleonische Zeit bis zu den Freiheitskriegen und zum demokratischen «Vormärz» geprägt von «wilden», offenen Frisuren, andererseits von der Entwicklung des Menschen zur Freiheit.

Bei den Frauen zeigte die Haartracht an, welchen sozialen Status sie hatten. Mit dem Eintritt ins Eheleben mussten sie ihre langen, geflochtenen Zöpfe aus der Mädchenzeit kürzen oder unter einer Haube verstecken. Das sprichwörtliche «unter die Haube kommen» deutet auf die Einschränkung der persönlichen Entfaltung hin.

Die besondere Bedeutung der Haare kommt in vielfältiger Weise in der Sprache zum Ausdruck, wenn von einer «haarigen Angelegenheit» die Rede ist oder man «sich die Haare rauft», sich «in die Haare bekommt» oder «Haarspalterei» betreibt.

Heute ist alles möglich

Zu keiner Zeit war der Gestaltungsfreiraum des Einzelnen so gross wie heute. Glatt geschorener Kopf, lange Mähne, Krauskopf, vogelfederähnlich gefärbt, dezent zurückhaltend, Herren-Haarschnitt – alles ist erlaubt und möglich. Immer aber sind Frisur und Haarpflege Ausdruck unseres Seelenlebens, unserer Persönlichkeit.

Die Pflege des Haares im Wandel der Jahrtausende

Antike Rezepturen

Öle und Fette zur Haarpflege wurden erstmals bei den Griechen und Römern im Altertum benützt. So erhielten die Haare ein glänzendes Aussehen. Wenn man auch mit der Haarwäsche noch sehr zurückhaltend war, die Prozedur des Haarefärbens und Haarebleichens nahm man durchaus schon auf sich. Die Rezepturen klingen für uns nicht sehr nachahmenswert: Ein Gemisch aus Ziegentalg, Pottasche und Urin, genannt «Walkerde», hatte zum Beispiel durch das frei werdende Ammoniak eine Bleichwirkung. Später verwendete man Gemische aus Natrium- oder Kaliumsalzen von Fettsäuren und Soda (Natriumcarbonat), die man als Vorstufe der Seifen bezeichnen kann.

Die pflegerisch wohl unergiebigsten Zeiten waren in der Renaissance und im Barock. Auf kahl geschorenen Köpfe saßen üppige Perücken, zum Teil bestialischer Körpergeruch war salonfähig, Flöhe und Läuse gediehen prächtig, Körperpuder wurde in Massen verwendet.

Barocke Gerüche

Erst im 19. Jahrhundert kann man ein deutlicheres Bedürfnis nach Pflege feststellen. Für die Haarwäsche stand allerdings nur Seife zur Verfügung, die trotz aller Mühen unbefriedigende Ergebnisse brachte. So bediente man sich einiger Hilfs- und Pflegemittel wie Ölen, Fetten, Kräuterauszügen, Wein, Bier, Essig, um das von der Seife angegriffene Haar zu pflegen.

Eine neue Ära für die Haarpflege begann, als 1904 der Berliner Drogist Hans Schwarzkopf das erste Haarwaschmittel – Seifenpulver – entwickelte. In den folgenden Jahren gab es laufend verbesserte Variationen bezüglich Duft- und Zusatzstoffen (Ei, Teer, Kamille). 1927 gab es von Schwarzkopf die ersten flüssigen Shampoos auf Seifenbasis. Aber Seife plus kalkhaltiges Leitungswasser ergibt Kalkseife, die sich als stumpfer Belag auf den Haaren absetzt. Ein Nachspülen mit einer Essiglösung erübrigte sich deshalb erst in den dreißiger Jahren durch den Einzug der waschaktiven Syndets (synthetische Detergentien).

Siegeszug der Syndets

Ob die Vielzahl der heutigen Shampoos und diversen Haarpflegemittel auch halten, was sie versprechen, wird in dem Abschnitt über moderne Haarpflege (S. 24 ff.) ausführlich beschreiben.

Wie entsteht unser Haarkleid?

In dem Buch von Dr. Lüder Jachens (siehe Literaturhinweise) werden wir in dem Kapitel «Warum ist der Mensch nackt?» darauf hingewiesen, dass die Nacktheit des Menschen nicht eine Mangelerscheinung oder gar eine Unterentwicklung anzeigt. Nicht in den Extremen der offenen oder mit Schuppen überzogenen, zugepanzerten, mit Federn oder Hörnern gezierten Haut gipfelt die Evolution, sondern in der Steigerung zu einer besonderen Mittellage, dem Sowohl-als-auch. Denn die Haut öffnet den Organismus zur Umwelt und schützt ihn zugleich vor Außeneinwirkungen. Der Mensch ist nicht vollendet vom Schöpfer entlassen worden wie die Tiere, wir müssen uns durch den Prozess der Selbsterziehung erst «vollständig» machen und uns den «fehlenden Pelz» beschaffen.

Erste Anfänge   Bei dem ersten Kopfhaar nach der Geburt sowie den Wimpern und Brauenhaaren liegt das Bild des Sich-Hineintastens in die Welt nahe; als die extremste Variante kann man die langen Sinnestasthaare von Katzen, Mäusen usw. sehen. Gegen Ende des 3. Schwangerschaftsmonats zeigen sich beim Embryo die ersten Andeutungen von Augenbrauenhaaren. Erst ab der 28. Woche, also etwa nach dem 7. Monat, wachsen die richtigen Haare.

Die Haut und die Entwicklung der Haare   Die Haarzwiebel (früher auch Haarwurzel genannt) befindet sich in einer Einstülpung der Oberhaut, dem Haarfollikel oder Haarbalg, und steckt schräg in der Lederhaut. Sie ist durch die in ihr ständig ablaufende Zellteilung der Geburtsort eines jeden Haares. Sie wird von unten her durch die Haarpapille, eine bindegewebige Struktur, welche als Wachstumszone die wichtige Keimschicht (Matrix) enthält, ernährt. Diese wird ihrerseits vom ernährenden Blutstrom versorgt.

Hat sich nun in der Haarzwiebel durch Zellteilung ein neues Haar gebildet, schiebt sich dieses wie der Keim einer Tulpenzwiebel nach oben und tritt schräg aus der Oberhaut aus. Bis dahin macht jedes Haar einen Wachstumszyklus von zwei und mehr Jahren (!) durch, von der Zellvermehrung und -verdichtung in der am längsten dauernden Anagenphase über das zwei- bis dreiwöchige Ruhestadium in der Katagenphase bis hin zur dreimonatigen Telogenphase, dem eigentlichen Wachstumsschub. Man schätzt, dass die Wachstumsgeschwindigkeit eines normalen Menschenhaares 0,3 bis 0,5 mm pro Tag beträgt. Alle Kopfhaare eines Menschen (bei durchschnittlicher Haarfülle) zusammengenommen vollbringen eine Wachstumsleistung von 30 m pro Tag. Bei einer Lebensdauer von zwei bis sechs Jahren wachsen sie 20 bis 50 cm (Rekord 70 cm).

Das ausgebildete Haar wird vervollständigt durch eine Talgdrüse, einen Muskel und ein das Haar umgebendes Nervengeflecht, das der Sinneswahrnehmung dient. Durch Reize, wie Erschrecken, Angst, Kälte, können sich die feinen Härchen dank der Kraft des winzigen Aufrichtemuskels zum «Sträuben» aufstellen; auch das Phänomen der «Gänsehaut» beruht darauf. Es stehen uns im wahrsten Sinne des Wortes «die Haare zu Berge». Das gesamte Haarkleid ist also eng verbunden mit unseren seelischen Regungen. Unser Haarkleid als Ausgleicher für seelische und äußere Kälte? Es lohnt, darüber nachzusinnen!

Die Talgdrüse produziert Fett, um das an ihr vorbeiwachsende Haar geschmeidig und glänzend zu machen. Eine Talgüber- oder -unterproduktion würde bereits auf ein Haarproblem hinweisen. Die Sekrete von Talg- und Schweißdrüsen ergeben zusammen unseren Säureschutzmantel – auch auf der Kopfhaut.

100.000 bis 150.000 Haare finden auf dem menschlichen Kopf Platz. 50 bis 80 Haare Ausfall täglich sind normal.

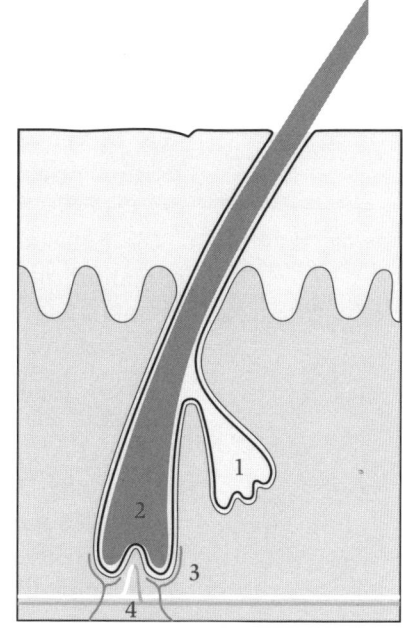

Abb. 2: Bildung eines Haares:
1 Talgdrüse
2 Haarwurzel
(Haarzwiebel)
3 Nerven
4 Blutgefäße

Das Haar «unter die Lupe genommen»

Ein normales Haar ist im Durchschnitt 0,06 mm dick. Unter dem Raster-Elektronen-Mikroskop in der Vergrößerung von etwa 1 : 1500 erkennt man einen hochkomplizierten Aufbau, ein Wunderwerk der Natur.

Aufbau des Haars

Die äußerste Hülle ist die Schuppenschicht oder Cuticula. Sie ähnelt im Aussehen einem geschlossenen Tannenzapfen. In sechs bis zehn Lagen dachziegelartig übereinander versetzt, umgibt diese Schicht das «Haarinnenleben». Die nächste dahinter liegende Schicht, die Faserschicht, sieht aus wie ein durchgeschnittenes Telefonkabel. Hierin eingebettet liegen auch die Pigmente, die Melanine, die je nach Erbanlage die Schattierung des Haares bestimmen. In der Haarwurzel gibt es neben den Zellen, die das Wachstum bestimmen, auch solche, die den Haarfarbstoff bilden. Ausgerissene Haare sind an der Wurzel weiß, das heißt, dass die eigentliche, endgültige Farbe erst im Hochwachsen sich ausbildet, in der Wurzel also nur eine Vorstufe entsteht. Im Alter hört die Pigmentierung auf, das Haar wird weiß.

Vergrößern wir nun auch noch die «Kabelstränge», so zeigt sich, dass sie aus Verbänden von fadenförmigen Gebilden, den Fibrillen, bestehen. Diese wieder bestehen aus kettenförmigen Molekülbündeln. Eine Kittsubstanz, die immerhin 40 % der Haarmasse ausmacht, hält das Ganze zusammen. Fast in jedem Haar, besonders im hautnahen Teil, ist eine markhaltige Zone.

Durch mechanische oder chemische Beanspruchung entstehen die verschiedenen Defekte, angefangen bei fehlender Schuppenschicht bis zum aufgerissenen Haarschaft mit sehr starkem Haarspliss an der Haarspitze.

Eiweiß wandelt sich in Hornstoff

Woraus besteht ein Haar? Zunächst ist das Haar eine Eiweißverbindung, die sich dann in Hornstoff umwandelt. – Noch eine auffallende Eigenschaft: Das Haar ist wasseranziehend (hygroskopisch); es kann bis zu einem Drittel seines Eigengewichtes Wasser aufnehmen.

Vom Sinn einer modernen Haarpflege

Das äußere Erscheinungsbild, der physiognomische Eindruck des Menschen wird wesentlich mitgeprägt von der Ausstrahlung des Haares, diesem äußerst feinen Horngebilde. Es bildet eine abdeckende und zugleich durchlässige Hülle für die Haut und ist Teil unseres Wärmeregulationssystems. Und es zeigt immer ein Stück unseres seelischen Eigenbefindens.

Haare prägen das Erscheinungsbild

Die Pflege der Haut und ihrer Anhangsgebilde, vor allem der Haupthaare, bietet große Möglichkeiten der Verschönerung. Wir sind als ichbegabte Menschen aufgerufen zu pflegen, zu verbessern, als Ausdruck innerer Ordnung und Sauberkeit. Typisch menschliche Erfindungen wie Kamm, Bürste oder Seife bekunden das Bedürfnis, sich nicht einfach den Gesetzen der Natur zu überlassen und zum Beispiel Haare und Nägel nicht ungepflegt wachsen zu lassen.

Bedürfnis nach Pflege

Grundsätzlich muss man davon ausgehen, dass die Qualität eines Haares von der «inneren Ernährung» abhängt, also davon, wie gut die Hautdurchblutung ist, durch die jede Haarwurzel vom ernährenden Blutstrom versorgt wird. Sobald das Haar aber aus der Kopfhaut austritt, das heißt der Haarschaft sichtbar wird und den Weg der Verhornung geht, wird es nicht mehr vom Organismus versorgt. Danach kann die natürliche Schönheit und Gesundheit des Haares nur noch unterstützt und erhalten werden durch eine aufmerksame und behutsame Pflege, die so natürlich wie möglich sein sollte. Da aber fortwährend neue Haare gebildet werden, kann durch eine vollwertige Ernährung, vorzugsweise mit Lebensmitteln aus biologisch-dynamischem Anbau, und durch eine sinnvolle Lebensweise die Qualität der nächsten «Haargeneration» zeitlebens günstig beeinflusst werden.

Die Bedeutung der Ernährung

Wie wir gesehen haben, ist für das Wachstum und die Beschaffenheit des Haares die Wurzel der wichtigste Teil. Alle Behandlungen sollten deshalb nicht nur auf eine Außenwirkung, den kosmetischen Effekt, gerichtet sein, sondern vor allem die Kopfhaut miteinbeziehen. In einem Umfang wie nie zuvor werden heute Haarpflegemaßnahmen angeboten und betrieben. Die Verwendung von drei bis vier Haarkosmetikprodukten ist fast schon selbstverständlich geworden.

Die Qualitätsfrage wird immer wichtiger

Die Vielfalt macht die Auswahl schwer; aus den Inhaltsangaben sind Qualitätsunterschiede für den Laien fast nicht mehr auszumachen. Es scheint paradox, dass trotz vermehrter Angebote Haarschäden, Kopfhautprobleme und Unzufriedenheit über die Haare ständig zunehmen. Fragen nach der Natürlichkeit und Reinheit der Inhaltsstoffe und dem richtigen Maß der Pflege (nicht zu viel – nicht zu wenig) werden häufiger und deutlicher gestellt.

Haarpflege muss vorbeugen und wieder gutmachen

Die Haarwäsche

Fast alle Shampoos enthalten Syndets

Beobachtet man die eigenen Gewohnheiten und die seiner Mitmenschen, so fällt auf, dass die Haare heute sehr viel häufiger gewaschen werden als früher. Dabei ist die tägliche Haarwäsche keine Seltenheit. Sicher, die meisten Shampoos enthalten gegenüber früher wesentlich verbesserte Waschrohstoffe (Syndets), sie wirken nicht mehr so aggressiv auf das Haar. Da aber jede Haarwäsche einen mehr oder weniger starken Eingriff in die Beschaffenheit der Kopfhaut und der Außenrinde (Schuppenschicht) des Haares darstellt, ist auf ein mildes Shampoo, auf sparsamen Umgang damit, auf eine nicht zu häufige Haarwäsche und behutsames Trocknen zu achten.

Was heißt «mildes Shampoo»? Ein mildes Shampoo wird normalerweise keine voluminösen Schaumberge ergeben, eher bildet es einen cremigen, zarteren Schaum. Wenn ein Shampoo nicht in den Augen brennt, heißt das nicht, dass es besonders mild sei. Eher sind dafür nervenbetäubende Zusatzstoffe verantwortlich zu machen.

Die waschaktiven Substanzen sollten aus nachwachsenden Rohstoffen (Kokos- und Palmöl, Zucker etc.) stammen, vollständig und schnell abbaubar sein, damit sie die Gewässer so wenig wie möglich belasten, und selbstverständlich keine giftigen Stoffe hinterlassen. Nachteil auch dieser Generation von Syndets: Sie werden großtechnologisch mit hohem Energieaufwand hergestellt, denn die Verätherungsverfahren können nur von der Großindustrie vorgenommen werden.

Shampoos mit natürlichen Zusätzen

> **Tipps zum richtigen Shampoonieren**
> Haare gut durchfeuchten, die knapp (!) bemessene Shampoomenge in den Händen aufschäumen, dann erst auf dem Kopf verteilen, die Haarspitzen erst zum Schluss einbeziehen (geht nur bei längerem Haar), gut durchmassieren, mit viel warmem Wasser ausspülen. Bei fettem Haar Vorgang ein zweites Mal wiederholen und bei milder Wärme trocknen. Faustregel: Haare so selten wie möglich, aber so oft wie nötig waschen.

In den meisten Fällen werden die Waschrohstoffe, ob aus natürlichen Quellen oder natürlichen Rohstoffen mit Erdölanteilen oder ganz aus der Petrochemie stammend, vorkonserviert. Haarwaschmittel-Hersteller brauchen diese Vorkonservierung nicht anzugeben, wenn sie dem Shampoo selbst keine zusätzlichen Konservierungsstoffe beifügen.

Vorkonservierung

Eine Palette der verschiedensten Pflanzenauszüge bereichert die Shampoo-Grundlagen je nach Auslobung zu den entsprechenden Haartypen. Auf die Fülle der üblichen künstlichen Zusatzstoffe verzichten die Naturkosmetik-Hersteller in der Regel. Man kommt nicht umhin, die jeweiligen Deklarationsangaben zu studieren.

Shampoos dieser Qualität werden in Reformhäusern und Naturkostläden, unter anderem von Extrakta, Elektrobio, Hübner, Logona, Lavera, Weleda angeboten.

Shampoos der Naturkosmetik-Hersteller

Bei Weleda Haarshampoos werden außerdem nur sehr milde synthetische Detergentien eingesetzt, die nicht vorkonserviert

Shampoos gehören nicht zur Naturkosmetik

sind. Alle anderen Bestandteile sind natürlichen Ursprungs, einschließlich der echten ätherischen Öle.

Trotz aller Bemühungen um Natürlichkeit – im strengen Sinne kann man bei keinem Haarshampoo von einem Naturkosmetikprodukt sprechen. Es läuft immer auf einen Kompromiss hinaus, Verbrauchergewohnheiten und -vorlieben mit dem Anspruch der Natürlichkeit in Einklang zu bringen. Bei einem sparsamen Verbrauch ist das auch vertretbar. Schließlich möchte fast jeder Mann / jede Frau bei jeder Wasserqualität beziehungsweise Wasserhärte eine unkomplizierte und wirkungsvolle Haarwäsche durchführen können. Ein Shampoo dient in erster Linie der Reinigung, dabei sollen Haare und Kopfhaut nicht mehr als nötig entfettet werden. Der Vorgang dauert nur wenige Minuten. Ob es da gerechtfertigt ist, den pflanzlichen und sonstigen Zusätzen so viel Bedeutung beizumessen? Andere Pflegemaßnahmen sind viel effektiver.

Der andere Weg: Haarwäsche mit Lavaerde

Lavaerde, Ghassoul, Rhassoul, Wascherde – vier Worte für eine ca. 11 Millionen Jahre alte Tonerde, die im Atlasgebirge in Marokko abgebaut wird und seit vielen Generationen in Nordafrika zu Wäsche und Pflege von Körper und Haar benützt wird. Lavaerde hat einen hohen Anteil Tonmineralien, vor allem Montmorillonite mit einer sehr starken Wasserbindungsfähigkeit. Fett und Schmutzpartikel werden durch einen physikalischen Vorgang, durch elektrostatische Kräfte, wie von einem Schwamm aufgesogen und beim Abwaschen der Erde abgeschwemmt. Das Ergebnis ist eine gründliche Reinigung bei gleichzeitiger Schonung der Haarstruktur. Um bei hartem Wasser Kalkablagerungen auf dem Haar zu verhindern, ist zum Abschluss jeder Haarwäsche eine Essig-Kräuterspülung anzuraten.

Der Wortbestandteil «Lava» wird von «lavare = waschen» abgeleitet; es besteht kein Zusammenhang mit Vulkangestein. Angeboten wird Lavaerde in Pulverform (Tautropfen und Rhassoul-Kosmetik) oder in Pastenform (versetzt mit anderen Zusätzen) von Logona.

Haarwäsche mit Lavaerde

Lavaerde mit warmem Wasser zu einer dickflüssigen Paste anrühren, 2 bis 3 Minuten quellen lassen, Haare und Kopfhaut mit warmem Wasser anfeuchten, Paste auf die Haare auftragen und gründlich in den Haarboden einmassieren, kurz einwirken lassen und intensiv auswaschen. Dies ist wichtig, da sonst ein Film zurückbleibt, der das Haar schmierig und glanzlos wirken lässt.

Für Menschen mit sehr empfindlicher, trockener Kopfhaut (auch Neurodermitiker), für Allergiker und für Kinder (brennt nicht in den Augen) bietet Ghassoul / Rhassoul eine echte Alternative zu den Tensidshampoos. Vorausgesetzt, man nimmt den Nachteil einer etwas umständlicheren Prozedur in Kauf. Ein zweiter Nachteil: Lavaerde ist ein nicht nachwachsender Rohstoff.

Vor- und Nachteile der Haarwäsche mit Lavaerde

Eine weitere interessante Alternative bietet das Dr. Hauschka «Seifen-Shampoo mit der Kräuterspülung».

Auf das richtige «Werkzeug» kommt es an! – Kamm & Bürste

Haarbürste und Kamm sind für die Gesundheit und Schönheit des Haares wichtige Utensilien: zur Kopfhautmassage mit nachfolgender besserer Durchblutung, zur Entstaubung und Belüftung, zur Glättung und ausgleichenden Fettung vom Haaransatz zur Haarspitze.

Meist besteht der Bürstenkörper aus gewachstem Birnbaum- oder Kirschholz und ist bei guten Bürsten mit effilierten Naturborsten besetzt, das heißt, es besteht ca. 1 Millimeter Unterschied in den Borstenlängen. Diese Bürsten gleiten sanft durchs Haar, ohne die Haaroberfläche anzurauen, Talgdrüsen und Kopfhaut werden nicht gereizt. Ein Gleiches gilt für Bürsten mit den sanft abgerundeten, flexibel befestigten Holzborsten.

Haarbürsten

«Täglich hundert Bürstenstriche machen das Haar schön», diese alte Weisheit lässt sich mit solchen Bürsten gern umsetzen.

Holzkämme   Bei Holzkämmen, die von Meisterhand gefertigt werden, ist jeder Zahn einzeln geglättet. Durch die massierende Wirkung wird die Ernährungslage der Haarwurzel verbessert. Da Holz sich nicht elektrostatisch auflädt, bleibt das Haar länger sauber und locker und lässt sich besser frisieren.

Diese hochwertigen «Gehilfen» werden angeboten in Naturkostläden, Naturtextilien-Fachgeschäften, Reformhäusern, bei Alnatura, Naturata, ausgewählten Drogerien, B&W-Naturpflegeversand, Panda, Waschbär und so weiter.

Das belebende Haarwasser mit der besonderen Note

Die Rezeptur von Rudolf Steiner   Es scheint, als seien die Haarwässer aus der Mode gekommen. Dabei können sie, eine entsprechende Rezeptur vorausgesetzt, einen wichtigen Aufgabenbereich übernehmen. Wo es gilt, gestörte Abläufe zwischen der Haarwurzelernährung, der Hautdrüsentätigkeit und dem Verhornungsprozess harmonisierend zu beeinflussen, passt ein Haarwasser gut in den Behandlungs- und Pflegeplan. 1922 übergab Rudolf Steiner den Pharmazeuten der Weleda eine bemerkenswerte Rezeptur für ein Haarwasser: Auszüge aus Meerrettichblättern und aus dem blühenden Kraut von Mauerpfeffer sowie ätherisches Rosmarin- und Lavendelöl in alkoholischer Lösung.

Die Pflanzen: Meerrettich, Mauerpfeffer, Rosmarin, Lavendel   Betrachtet man im Sinne der goetheanistischen Anschauungsweise die Pflanzen, die in dieser Komposition enthalten sind, so erschließen sich interessante Zusammenhänge zur Kopfhaut. Nehmen wir zum Beispiel den Meerrettich. Er bildet einen der vitalsten Wurzelstöcke, die aus jedem angestochenen Stück neu hervortreiben und nicht auszurotten sind, haben sie erst einmal Fuß gefasst. Wer ein Stück dieses Wurzelstockes frisch reibt und «genießt», weiß, welches «Feuer» in ihm steckt. Nach altem Wissen würde man sagen, es sind sulfurische Kräfte! Duftstoffe, Geschmacksstoffe gehören normalerweise in den Bereich der Blüten-Fruchtregion und sind deutlicher Ausdruck des Stoffwechselsystems. Verlagert sich dieser Prozess in den Blattbereich oder wie beim Meerrettich sogar bis in die Wurzel, den Nerven-Sinnespol der Pflanze, so

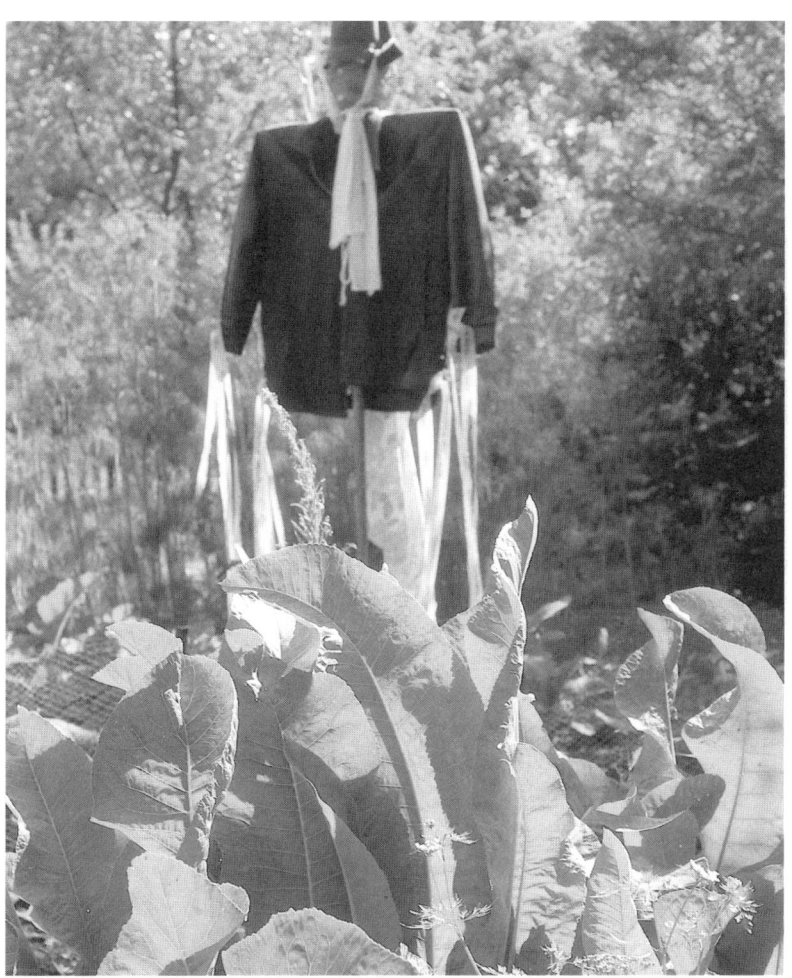

Abb. 3:
Meerrettich

haben wir unter anderem den Hinweis auf eine Heilpflanze. (Und tatsächlich sind die Heilwirkungen des Meerrettichs vielseitig!) Der Blattbereich einer Pflanze repräsentiert überwiegend das rhythmische System, den ausgleichenden Pol. Diese Dreigliederung, wie wir sie an der Pflanze ablesen können, finden wir auch beim Menschen wieder (siehe in dem Buch von Lüder Jachens das Kapitel «Haut und dreigliedriger Mensch»). Die schwefeligen Na-

30 *Haarpflege*

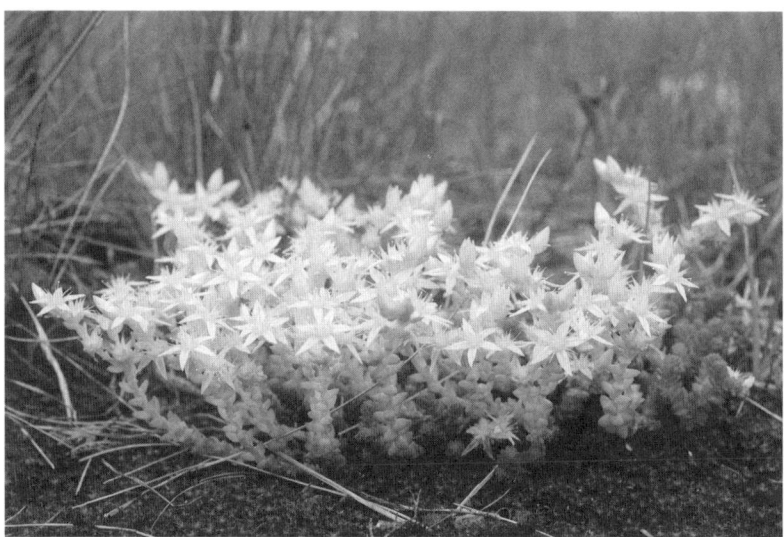

Abb. 4: Mauerpfeffer

turkräfte, die im Meerrettich-Wurzelstock noch gestaut vorhanden sind, werden im Bereich des imposanten Blattes, man möchte sagen, verflüssigt. Auszüge aus dem Meerrettichblatt können dann hilfreich sein, wenn die feinen Flüssigkeitszirkulationen der Kopfhaut ins Stocken geraten und die Ernährungslage der Haarwurzel nicht mehr sichergestellt ist.

Und der Mauerpfeffer? Er ist ein kleines, äußerst vitales Pflänzchen, das trotz kärgster Böden (Steinritzen, Mauerrisse) seine kräftigen, gelb leuchtenden Blüten entfaltet und sein wässrig gestautes Blattwerk in eine starke Formung bringt. Ein Zeichen dafür, dass er seine sulfurische Natur beherrscht. Auch die starke Beziehung zum Licht zeigt sich in dieser Formkraft und stofflich in seinem großen Kieselgehalt. Die Wirkungen, die von diesem Pflänzchen ausgehen, passen gut zum Haar, das selbst eine starke Lichtaffinität hat.

Beim Rosmarin schätzen wir die durchblutungsfördernde, durchwärmende Qualität und beim Lavendel die harmonisierende, beruhigende Note. Von dieser Gesamtkomposition geht eine Vitalisierung des Haarbodens aus mit einer Förderung des gesunden Haarwuchses.

> *Anwendung*
> a) Ein- bis zweimal wöchentlich tropfen- beziehungsweise spritzerweise kreisend in die Kopfhaut einmassieren. Das Haar sollte dabei nicht nass, sondern nur feucht werden.
> b) Nach jeder Haarwäsche in die noch feuchte Kopfhaut einmassieren.
> c) Bei Bedarf. Durch die alkoholische Grundlage – es ist reiner Alkohol – wirkt das Haarwasser zunächst kühlend, erfrischend. So bringt es schnelle Hilfe bei Kopfhautjucken.
> d) Zur Vorbeugung gegen «lausige Zeiten». Eine gesunde Kopfhaut ist weniger anfällig.
> Empfehlung: Nach dem Einreiben und Einmassieren mit den Fingerspitzen wird die gesamte Kopfhaut mit den flach aufgelegten Händen bewegt und dadurch gelockert.

Ein weiteres besonders zu empfehlendes Haarwasser ist das Dr. Hauschka Neem-Haarwasser. – Eine noch intensivere Wirkung (gegen Haarausfall und Schuppen) darf von Kastanien-Haartonikum (apothekenpflichtig) von Weleda erwartet werden.

Haarkuren lösen viele Probleme

Wie sehen Haarprobleme aus? Trockene, schuppige oder stark fettabsondernde Kopfhaut, leichter bis extremer Juckreiz allgemein am ganzen Kopf oder an bestimmten Stellen (hinter dem Ohr, Haaransatz am Nacken, Haarränder), mit roten Flecken und Krustenbildung auf dem Haarboden, dadurch wund gekratzte Flächen, kraftloses, sprödes oder fettes Haar, glanzloses brüchiges Haar, Haarausfall von mehr als 80 bis 100 Haaren täglich, gespaltene Haarspitzen. Da die Haarspitze immer der älteste Teil am Haar und am längsten den Umwelteinflüssen ausgesetzt ist, zeigt sie am deutlichsten Mangelerscheinungen wie Spalten und Brüchigkeit, den sogenannten Spliss. Ein regelmäßiger guter Haarschnitt gehört deshalb zu den wichtigen Pflegemaßnahmen.

Haarprobleme

32 Haarpflege

Ursachen für Haarprobleme

Die Ursachen der genannten Haarprobleme sind vielfältig. Liegen gesundheitliche Störungen wie Infektionskrankheiten, Hormonstörungen, psychische Krankheiten, Pilzinfektionen etc. zugrunde, ist die Behandlung und Betreuung durch den Arzt unerlässlich. Schädigungen von außen können unter anderem entstehen durch unsachgemäße oder zu häufige Anwendung von Bleich- und Färbemitteln, Dauerwell-Präparaten und Haarsprays, außerdem durch starkes Toupieren, intensive Sonneneinwirkung, heißes Föhnen, häufiges Haarewaschen, Meerwasser, chlorhaltiges Wasser.

Lassen sich Haarschäden reparieren?

Im Sinne des Reparaturgedankens, wie er durch unser materialistisch geprägtes Denken auch in die Körperpflege Einzug gehalten hat, wird man nun austauschen beziehungsweise ersetzen wollen, was fehlt. Beispiel: Synthetisches Keratin in Haar-Kosmetika kann sich molekularisch mit dem natürlichen Keratin des Haares verbinden, wenn Defekte an der Keratinhülle zu «reparieren» sind.

So ist eine Fülle von «Haarkuren» am Markt erschienen mit meist chemisch-synthetischen Inhaltsstoffen und mit Mineralölen. Am beliebtesten sind dabei die Schnellkuren, die nach einer zirka dreiminütigen Einwirkungszeit schon ein Ergebnis bringen. Im Einzelfall, wenn großer Zeitmangel besteht, mag das gerechtfertigt sein. Doch mehr als ein kosmetischer Effekt (Glanz, Frisierbarkeit) darf davon nicht erwartet werden. Bei häufiger Anwendung «erstickt» das Haar unter diesem künstlichen Überzug!

Eine gestörte Kopfhautbeschaffenheit und eine geschädigte Haarstruktur brauchen für ihre Regeneration vor allem natürliche Substanzen in der äußeren Pflege.

Insofern die angesprochenen Kopfhaut- und Haarprobleme nicht ärztlicherseits behandelt werden müssen, können mit vielfach bewährten Produkten wesentliche Verbesserungen erreicht werden.

Weleda Rosmarin-Haarkur

Weleda Rosmarin-Haarkur übt sowohl bei trockenem als auch bei fettem Haar eine normalisierende, ausgleichende Wirkung auf die Talgdrüsentätigkeit aus. Dem gesunden Haar gibt sie vorbeugenden Schutz. Die natürliche Komposition aus kaltgepresstem Pflanzenöl, einem Ölauszug aus der Klettenwurzel, echten ätherischen Ölen und Wollwachs regt die Ernährungsvorgänge im Haarboden an und erhöht die Elastizität des Haares. Auch die vielschichtigen Probleme mit Haarausfall, Schuppenbildung, Kopfhautjucken werden abgemildert. Der sichtbare Erfolg einer Haarkur-Behandlung ist abhängig von einer regelmäßig über mehrere Wochen andauernden Anwendung (1 x wöchentlich). Bereits nach dem ersten Versuch zeigt sich eine Verbesserung der Haarstruktur bis in die Haarspitzen. Das Haar wird besser frisierbar, das Ziepen bei langem Haar hört auf. Ein natürlicher, zarter Fettfilm schützt das Haar.

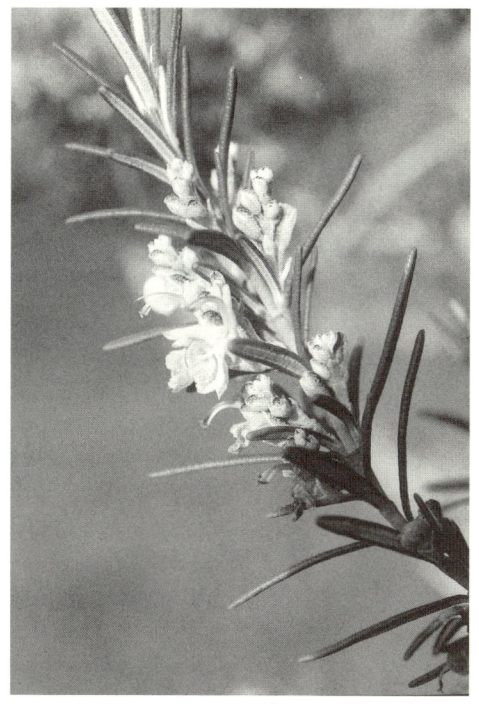

Abb. 5: Rosmarin

Rosmarin-Haarkur

Rosmarin-Haarkur wird *vor* der Haarwäsche angewendet (stark verschmutztes Haar kann vorgewaschen und angetrocknet werden). Tröpfchenweise wird sie nach und nach in die Kopfhaut einmassiert und dann mit den Fingern vom Haaransatz beginnend bis in die Haarspitzen verteilt. Gut durcharbeiten, die Haare sollten fettig glänzend aussehen. Anschließend deckt man den Kopf mit einem Handtuch, einer Duschhaube oder Mütze warm zu und lässt mindestens 1/2 bis 1 Stunde «durchdämpfen». Mit einer normalen Haarwäsche, zum Beispiel mit Rosmarin-Shampoon, wird die Haarkur wieder ausgewaschen.

Dr. Hauschka   Dieselbe Anwendungsform mit demselben Wirkungsspektrum
Neem-Haarkur   gilt für ein weiteres ausgezeichnetes Haarpflegemittel: die Dr. Hauschka Neem-Haarkur.

Auch die folgenden Haarkur-Rezepte werden mit einer Einwirkungszeit von mindestens 30 Minuten *vor* der Haarwäsche angewendet. Zur Erholung und Gesundung von Haar und Kopfhaut
Haarpackungen   bestens geeignet sind die Haar-Packungen von Tautropfen: Lava-Erde/Öl-Packung und Lava-Erde/Mandelkleie-Packung.

> Eine sichtbare Verbesserung bei gereizter, zu Überproduktion neigender Kopfhaut kann erreicht werden mit der
> *Johanniskraut-Kurpackung nach Stephanie Faber (Abwandlung durch die Autorin)*
> *Zutaten: 1 Eigelb, 25 g Sano-Johanniskrautöl (Klosterlaboratorium Lorch), 1 Spritzer Obstessig*
> *Zubereitung:* Das dunkelrote Johanniskrautöl tropfenweise in das Eigelb einrühren, so dass eine cremige «Mayonnaise» entsteht. Den Obstessig unterrühren.

> *Trockene, schuppige Kopfhaut mit schorfigen Stellen kann mit einem klassischen Pflegemittel erfolgreich regeneriert werden.*
> *Klettenwurzel-Kurpackung nach Stephanie Faber (Abwandlung durch die Autorin)*
> *Zutaten: 1 Eigelb, 25 g Klettenwurzelöl (= Haaröl von Weleda oder von Tautropfen), 1 Teel. Zitronensaft*
> *Zubereitung:* Das zimmerwarme Öl mit dem Rührbesen portionsweise in das Eigelb einrühren, so dass eine feste, sahnigcremige Konsistenz entsteht. Den Zitronensaft unterrühren.

> Bei entzündeten Stellen auf der Kopfhaut (zum Beispiel nach Juckreizattacken) und bei fetter Kopfhaut mit Schuppen eignet sich die
> Arnika-Packung, Rezept nach Stephanie Faber (Abwandlung durch die Autorin)
> im Wechsel mit der Rosmarin-Haarkur.
> *Zutaten: 1 Eigelb, 25 g Weleda Citrus-Mandelöl oder Weleda Mandel-Gesichtsöl, 1 1/2 Teel. Weleda Arnika-Essenz*
> Zubereitung: Arnika-Essenz tropfenweise unter das Eigelb rühren (gerinnt leicht), ebenfalls tropfenweise das Öl einrühren und zügig glattrühren.

Für die schnelle Pflege nach der Haarwäsche: Natürliche Haarspülungen

Die wirkungsvolle Soforthilfe mit nur 2 bis 3 Minuten Einwirkungszeit bringt Glanz ins Haar, macht es leichter frisierbar und formfester und ist wohltuend bei gereizter Kopfhaut.

- Tautropfen Kräuterspülung (2 Sorten)
- Extracta Obstessig-Kurspülung (2 Sorten).
- Dr. Hauschka Kräuterspülung

Naturkosmetik Haarspülungen

Bei den selbst jeweils frisch zubereiteten Kräuterspülungen (abgesiebte Abkochung oder Aufguss) wirken die Heilkräuter bei den unterschiedlichsten Haar- und Kopfhautproblemen. Man unterscheidet nach hellem und dunklem Haar, nach angegriffenem, trockenem Haar und fetter, schuppiger Kopfhaut.

Kräuterspülungen selbst gemacht

  Kleine Auswahl:
- Dunkles Haar – trocken: Brennessel-Aufguss, Klettenwurzel-Abkochung.
- Dunkles Haar – fett: Birkenblätter-Aufguss, Heublumen-Aufguss.
- Helles Haar – trocken: Calendulablüten-Aufguss, Kamillenblüten-Aufguss.
- Helles Haar – fett: Arnikablüten-Aufguss, Huflattichblüten-Aufguss.

Diese Kräuterspülungen werden, wenn das Haarwaschmittel ausgespült ist, als Tee unverdünnt über die Haare gegossen. Nach der kurzen Einwirkungszeit eventuell mit ganz wenig Wasser nachspülen.

Farbglanz für die Haare

Die Pflanzenhaarfarben kommen immer mehr in Mode, denn die Vorzüge dieser Färbemethode sprechen für sich. Ob es darum geht, einen stumpfen und, wie manche sagen, «langweiligen» Naturfarbton des Haares zu beleben oder ein seelisch belastendes Grau der Haare zu verwandeln, in der Pflanzenfarbskala, die vom Sahara-Blond bis zum Henna-Schwarz reicht, ist für alle Vorlieben etwas zu finden. Wer Mut zum Experimentieren hat, kann durch Mischungen seine ganz persönliche Haarfarbe kreieren.

Der Unterschied zwischen chemischer und natürlicher Färbung

Tönend oder färbend passen sie sich der individuellen Naturhaarfarbe an, ohne die Haarstruktur anzugreifen. Die Pflanzenhaarfarben dringen *nicht* in die Faserschicht ein, sondern lagern ihre Pigmente an der äußeren Schuppenschicht ab. Die natürlichen Farbpigmente werden somit nicht attackiert. Bei chemischen Färbungen wird die Schuppenschicht des Haares mit alkalischen Substanzen (z.B. Ammoniak) aufgequollen, damit der künstliche Oxidationsfarbstoff in die Faserschicht eindringen kann. Dort sind auch die natürlichen Farbpigmente eingelagert. Bei regelmäßiger chemischer Behandlung wird das Haar porös und stumpf, die Haut reagiert oft mit Reizungen.

Henna und andere Pflanzenhaarfarben

Pflanzenhaarfarben sind Mischungen aus fein vermahlenen Pflanzen, zum Beispiel Henna rot, Henna schwarz, Rotsandelholz, Gelbholz, Indigo, römische Kamille. Die Hennapflanze bildet einen 5 bis 6 Meter hohen Strauch und ist in den warmen Gebieten Nordafrikas und Asiens zu Hause. Die Jahrtausende alte Heilpflanze enthält in ihren Blättern und Stängeln den Ausgangsstoff für wunderbare Farbtöne. Zirka alle sechs Wochen sollte nachgefärbt werden, um den Haaransatz auszugleichen. Wiederholte Anwendungen sind völlig problemlos für die Haare.

Zu den eindeutigen Vorteilen der natürlichen Pflanzenhaarfarben kommen die strengen Qualitätskontrollen und Rückstandsuntersuchungen auf Pestizide und Schwermetalle hinzu, die Anbieter, wie Logona, durchführen lassen. Logona verwendet auch vermehrt Färbepflanzen, z.B. Henna, aus kontrolliert-biologischem Anbau. In Naturkostläden wird in der Regel eine gute Beratung zu Pflanzenhaarfarben gegeben. In einigen Städten findet man inzwischen «Bio-Friseure». *Hoher Qualitätsstandard*

Wenn auch das Haarefärben für viele ein alltäglicher Vorgang geworden ist, bleibt es genau betrachtet eine Herausforderung für das Ich des Menschen. Ein Stück fremde Natur muss integriert werden. *Haarefärben ist eine Herausforderung für das Ich*

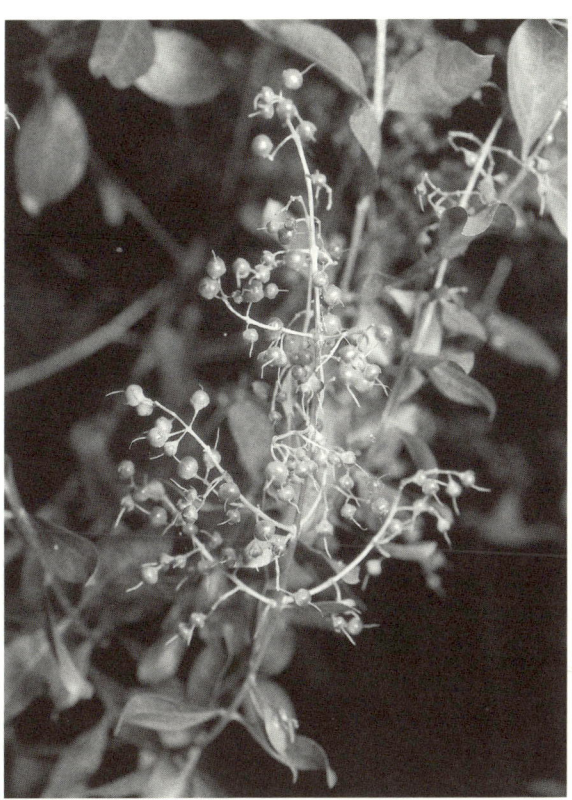

*Abb. 6:
Henna-Pflanze*

Ernährung und Haarwachstum

Eine richtige Fürsorge für den allgemeinen Gesundheitszustand ist auch für eine gesunde Funktion im Bereich von Kopfhaut und Haaren grundlegende Voraussetzung. Nur durch eine vollwertige Ernährung und gegebenenfalls durch gezielte Nahrungsergänzungsmittel können alle Stoffe zugeführt werden, die zum Aufbau der Hornsubstanz des Haares wichtig sind: Kieselsäure, Kalk, Vitamin-B, Eisen, Jod, Schwefel.

Die wichtigsten natürlichen Lieferanten der Haaraufbaustoffe

Die wichtigsten natürlichen Lieferanten sind die Vollgetreide Gerste, Hafer, Hirse, Weizen, Buchweizen (der kein echtes Getreide ist), Roggen, Grünkern, Mais. Frisch geschrotet oder gemahlen lassen sie sich zu vielen leckeren Speisen verarbeiten; auch das ganze, gequollene und gekochte Korn schmeckt vorzüglich. In Reformhäusern und Naturkostläden gibt es eine Fülle von anregenden Rezepten. Besonders die Kochbücher von Marlis Weber, Dr. Udo Renzenbrink und Hanna Dengler / Anna Rohlfs-von Wittich (siehe Literaturhinweise) bringen neben Gesundheit auch Genuss und Freude.

Innerlich einzunehmende Stoffe aus natürlichem Zusammenhang

Von den innerlich einzunehmenden «Kurmitteln», mit denen der Markt überschwemmt ist, halten nur wenige einer kritischen Inhaltsüberprüfung stand: zu viel «künstliche Welt», also synthetisch hergestellte Vitamine oder Wirkstoffkomplexe, und zu viel Werbeversprechungen! Wenn im einen oder anderen Fall (zum Beispiel nach Krankheiten) eine wieder aufbauende Nahrungsergänzung angezeigt ist, sollten die zuzuführenden «Wirk-Stoffe» aus einem natürlichen Zusammenhang stammen.

Empfehlenswert sind:
- *Silicea-Balsam*, das besondere Kieselsäure-Präparat der Firma Hübner (Reformhaus), täglich 1 Essl. einnehmen über 3 bis 4 Monate.
- *Kiesel-Nahrung* von Dr. Hauschka, morgens und abends je 1 gestr. Teel., mit etwas Flüssigkeit einnehmen.
- *Silicea D4 / D6* von Weleda (apothekenpflichtig), 1 bis 3 x täglich eine Messerspitze einnehmen.

- *Nährkraftquell* von Weleda, wohlschmeckende Kautablette zur Unterstützung der verschiedenen Stoffwechselprozesse im Organismus (bessere Verwertung der Nahrungsgrundstoffe, positiv für Eisen- und Kalkhaushalt), täglich 3 bis 6 Tabletten kauen.
- *Aufbaukalk 1 und 2* von Weleda zur Förderung der Kalkverwertung aus der Nahrung, morgens 1 Messerspitze Aufbaukalk 1, abends Aufbaukalk 2.
- *Dr. Metz Panaktiv*, zellulär-flüssige Bierhefe, stellt ein umfassendes Wirkstoffgefüge dar (verschiedene Vitamine, Aminosäuren, Mineralstoffe und Spurenelemente – auch Selen, Zink, Biotin) und ist von besonderer Bedeutung für die Aktivierung des Gesamtstoffwechsels. Tagesdosis im Verhältnis 1 : 1 mit Saft oder Sprudel mischen. Kur mit 12 Flaschen 1 bis 2 x jährlich empfohlen.

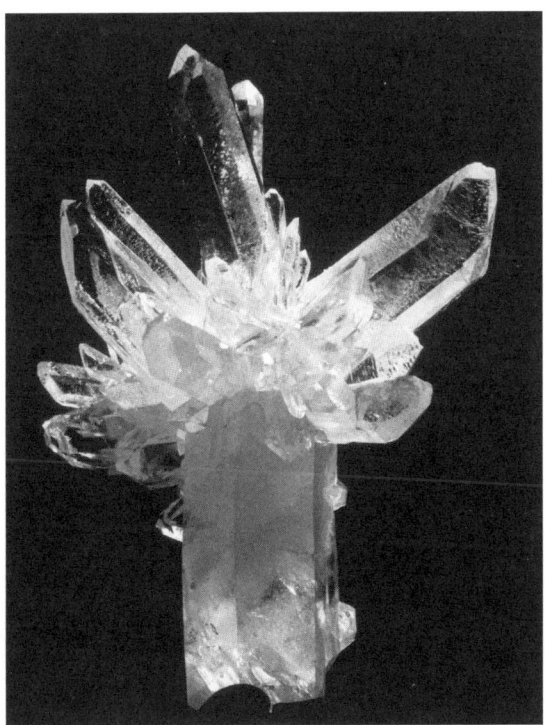

Abb. 7: Bergkristall, Quarz, die reinste und schönste Gestaltung des Kiesels

Im Überblick: Haarpflege

In alten Zeiten, im Märchen ebenso wie in der Geschichte der Völker und Kulturen, galt das Haar als Symbol für besondere Kräfte, die den Menschen mit der Welt des Geistes und der Erkenntnis verbinden.

Die Geschichte der Haartracht spiegelt in der Abwendung vom Künstlichen zur Achtung der Natürlichkeit eine Entwicklung zur Freiheit.

Die Haarpflege wurde aber im Zuge der Industrialisierung immer mehr zur Domäne künstlich-synthetischer Haarpflegemittel, die aggressiv auf Haar und Kopfhaut wirken und mehr Schaden als Nutzen anrichten können. Selbst Haarshampoos aus Natursubstanzen sind wegen der Vorkonservierung vieler Produkte und wegen ihrer Tenside-Anteile nicht den reinen Naturkosmetika zuzurechnen.

Nur Lavaerde zur Haarwäsche sowie Haarkuren, Haarpackungen und Kräuterspülungen kann man als echte Naturkosmetika bezeichnen.

Gesunder Haarwuchs hängt nicht nur davon ab, wie das Haar gepflegt wird, sondern auch wie sich der Mensch ernährt. Vollwertkost und aufbauende Nahrungsergänzungsmittel sind die besten Garanten für gesundes Haar.

Zahnweh

Das Zahnweh, subjektiv genommen,
ist ohne Zweifel unwillkommen;
doch hat's die gute Eigenschaft,
dass sich dabei die Lebenskraft,
die man nach außen oft verschwendet,
auf einen Punkt nach innen wendet
und hier energisch konzentriert.
Kaum wird der erste Stich verspürt,
kaum fühlt man das bekannte Bohren,
das Rucken, Zucken und Rumoren –
und aus ist's mit der Weltgeschichte,
vergessen sind die Kursberichte,
die Steuern und das Einmaleins,
kurz, jede Form gewohnten Seins,
die sonst real erscheint und wichtig,
wird plötzlich wesenlos und nichtig.
Ja, selbst die alte Liebe rostet –
man weiß nicht, was die Butter kostet –
denn einzig in der engen Höhle
des Backenzahnes weilt die Seele,
und unter Toben und Gesaus
reift der Entschluss: Er muss heraus!! –

Wilhelm Busch

Mund- und Zahnpflege

Der Gesamteindruck des Gesichtes wird wesentlich mitgeprägt vom Aussehen der Zähne. Zahnverfärbungen, Kariesdefekte, Zahnlücken usw. wirken störend und können dazu führen, dass ein herzhaftes Lachen unterdrückt wird. Dem Bedürfnis nach Verbesserung und Wiederherstellung widmet sich neben der normalen zahnärztlichen Behandlung die ästhetische Zahnheilkunde.

Den bekannten Ausspruch, Vorbeugen sei besser als heilen, kann man auf die Zähne nicht anwenden, denn geschädigte Zähne können nicht mehr heilen, da sie sich nicht selbst zu regenerieren vermögen.

So gilt es, den Zähnen und der gesamten Mundhöhle zeitlebens eine aufmerksame und umfassende Pflege zukommen zu lassen. Die Gesundheitsvorsorge beginnt in der Mundhöhle; ihr Zustand beeinflusst das gesamte Verdauungsgeschehen.

Wie können Zähne und Zahnhalteapparat krank werden? 44 / Vom Speiserest zum Kariesloch 47 / Zahnbett- / Zahnfleischerkrankungen 49 / Umfassende Mundhygiene 51 / Zahnpflege in den ersten Lebensjahren 60 / Mundwasser 63 / Zusatzpflege bei Zahnfleischproblemen 66 / Im Überblick: Mund- und Zahnpflege 69

Wie können Zähne und Zahnhalteapparat krank werden?

Nach der heute gültigen Erkenntnis wird die Zahnfäule / Zahnkaries nicht durch einen Einzelfaktor ausgelöst. Sie gilt als multikausale Krankheit, an der in den zivilisierten Ländern 98 % aller Menschen leiden. Folgende Faktoren können Einfluss nehmen.

1. Die Ernährung

Ernährung in der Schwangerschaft
Von innen her wirkt die Ernährung über den allgemeinen Stoffwechsel während der Schwangerschaft und mindestens bis zur fertigen Ausbildung des Zahnschmelzes beim Milchgebiss. Die werdende Mutter kann über die Ernährung dazu beitragen, dass ihr Kind gesunde Zähne bekommt, denn die Stoffe zum Aufbau der Zähne werden dem Organismus der Mutter entnommen. Die Keimanlagen für die 20 Milchzähne und die 32 bleibenden Zähne werden bereits in der 6. bis 8. Schwangerschaftswoche gebildet. Und schon ab dem 4. Schwangerschaftsmonat werden die winzigen Milchzähnchen durch mineralische Einlagerungen nach und nach verfestigt. Die Ernährung der Schwangeren sollte abwechslungsreich sein und neben wertvollem Eiweiß reichlich Kalk, Phosphor und Eisen sowie Spurenelemente und Vitamine enthalten.

- Zur Unterstützung und Ergänzung ist Weleda Aufbaukalk 1 und 2 zu empfehlen.

Ernährung des Säuglings
Für den Säugling ist die Bedeutung des Stillens besonders hervorzuheben, da die Muttermilch alle benötigten Stoffe in der rechten Konzentration enthält. Ansonsten werden dem Säugling und Kleinkind alle wichtigen Stoffe durch Milch und Milchprodukte, Gemüse, Obst und Vollkornerzeugnisse zugeführt. Wenn irgend möglich, sollten Erzeugnisse aus biologisch-dynamischem (demeter) oder kontrolliert biologischem Anbau gewählt werden.

Störungen der Kalkeinlagerung
Mit der Geburt beginnt auch schon die Mineralisierung der ersten bleibenden Zähne. Sie ist abgeschlossen, wenn das Kind etwa 7 bis 8 Jahre alt ist. Sehr problematisch für die gleichmäßige Kalk-

Wie können Zähne und Zahnhalteapparat krank werden?

einlagerung sind deshalb Ernährungs- und Entwicklungsstörungen im Säuglings- und Kleinkindalter, z.B. Schwierigkeiten bei der Nahrungsumstellung oder schwer verlaufende Kinderkrankheiten. Minderverkalkung und sogenannte Geburtsstreifen oder Hypoplasien können die Folge sein. Sehr wichtig ist in diesem Zusammenhang auch die Verhütung von Rachitis.

Von außen her wirkt sich die heute stark verfeinerte Lebensweise so aus, dass weniger Kauleistung erforderlich ist und damit die Selbstreinigung der Zähne eingeschränkt wird. Eine kräftigere, derbere Kost, z.B. Vollkornbrot, Nüsse, Karotten, verlangt ein kräftiges, längeres Beißen und Kauen und erhöht die Widerstandfähigkeit des Gebisses.

Kräftige Kost fördert die Selbstreinigung

Der Hauptfeind der Zähne ist der Verzehr zuckerhaltiger Nahrung und Getränke. Dabei gefährden klebige Süßigkeiten wie Bonbons, Marmelade, Honig, Puderzucker die Zähne stärker als leichtlösliche, flüssige Zucker. Zwischen den Mahlzeiten genossene Süßigkeiten oder nachts genuckelte gesüßte Baby-Kindertees sind besonders kariesfördernd.

Hauptfeind: der Zucker

2. Die Speichelbildung

Bei verminderter Kauleistung wird auch die Speichelsekretion reduziert, die für die Selbstreinigung notwendig ist. Je stärker und dünner der Speichelfluss, desto höher der Schutzfaktor gegen Karies. Selbstverständlich kann der Speichel nur dort seine schützende remineralisierende Wirkung entfalten, die ihm zugänglich sind. Je gesünder unsere Nahrung, desto besser ist auch unser Speichel.

Wie selbstverständlich gehen wir davon aus, dass immer genügend Speichel vorhanden ist, der unsere Mundschleimhaut feucht hält, das Kauen, Schlucken, Sprechen und die Geschmackserlebnisse möglich macht und durch den beginnenden Kohlenhydratabbau die erste Stufe der Verdauung leistet. Dabei sind Bildung, Regulierung und Ausscheidung des Speichels hochkomplizierte und außerordentlich interessante Vorgänge.

Aufgabe des Speichels

Der Speichel ist ein Drüsensaft, der von der Ohrspeichel- und Unterzungendrüse gebildet wird. Man denkt an ein bestimmtes

Bildung und Menge

Gericht oder sieht und riecht es – und schon läuft einem «das Wasser im Mund zusammen»! Gelenkt wird diese Schleimproduktion durch Hormone und Nerven. Der ganze Kauakt ist eine einzige Herausforderung an die Speichelproduktion. Und die Flüssigkeitsmenge, die im Laufe von 24 Stunden dem Magen übergeben wird, ist beträchtlich; sie beträgt bis zu 8 Litern.

Die anthroposophische Menschenkunde ordnet alle Drüsensekretionen der Tätigkeit des Ätherleibes, des Lebensleibes zu. An der Stärke der Produktion kann dann der Arzt die Stärke bzw. Schwäche des Ätherleibes ablesen, so dass er hier ein wichtiges Diagnosemittel zur Hand hat.

3. Innere Krankheiten und Unfälle
Dazu gehören zum Beispiel Hormonstörungen, Speichelflussreduzierung, Splitterung oder Bruch von Zähnen (raue Flächen sind anfälliger für Karies).

4. Umweltfaktoren
Nicht nur die Ernährung, sondern auch die Arbeits- und Wohnverhältnisse, d.h. die allgemeine Lebensweise, wirken sich positiv oder negativ auf den Zustand der Zähne aus. Ab einer bestimmten Grenze übt ein höherer Lebensstandard und allgemein die High-Tech-Zivilisation eher einen ungünstigen Einfluss aus. Das lässt sich auch daran zeigen, dass die Naturvölker auch heute noch über ein intaktes Gebiss verfügen.

5. Alter und Geschlecht
Karies kann in jedem Lebensalter auftreten. In Bezug auf die Kariesanfälligkeit ist beim Milchgebiss noch kein Unterschied zwischen Jungen und Mädchen erkennbar. Dies verändert sich bei den bleibenden Zähnen zu Ungunsten des weiblichen Geschlechts (Hormonhaushalt). Nach amerikanischen Statistiken, aber auch nach den Untersuchungen von Lammers-Hafer fällt der Zeitpunkt der Geschlechtsreife mit dem der größten Kariesaktivität zusammen.

Was heute durch naturwissenschaftliche Erkenntnisse belegt ist, wurde von Rudolf Steiner bereits 1920 vor Ärzten dargestellt. Er sah in der Zahnbildung einen von innen nach außen sich bewegenden Mineralisierungsprozess, welcher dem Sexualisierungsprozess entgegenwirkt. «In demselben Maße, als der Zahnbildungsprozess fertig wird, geht der Sexualisierungsprozess nach der anderen Seite vor sich.»* Nach seinen Darstellungen sind die geänderten Kräfteverhältnisse im oberen und unteren Menschen – Nerven-Sinnes-System und Stoffwechsel-Gliedmaßen-System – für die strukturauflösenden Zahnkrankheiten verantwortlich.

Mineralisierung und Sexualisierung

6. Die Vererbungskräfte

Karies an sich ist selbstverständlich nicht erblich, wohl aber eine Ursache, die zu dieser Erkrankung führen kann, nämlich Zahnform und Zahnstellung im Zahnbogen, z.B. zu eng oder übereinander stehende Zähne. Hier entstehen jeder Zahnbürste unzugängliche Stellen, ideale Schlupfwinkel, in denen sich Speisereste und Beläge ansammeln. In diesen Zahnzwischenräumen bildet sich die sogenannte Interdentalkaries.

Unter bestimmten Umständen ist Karies auf den Säugling übertragbar, und zwar durch den Speichel, z.B. beim Ablecken des Schnullers oder des Löffels. Durch einen Speicheltest, den der Zahnarzt durchführt, kann ein Risiko erkannt werden.

Übertragbarkeit von Karies

Vom Speiserest zum Kariesloch

Gesichertes Forschungsergebnis ist, dass bei der Kariesentstehung zusammenwirken eine Entmineralisierung des Zahnschmelzes und ein Zahnschmelzabbau durch Einlagerung von Gewebeeiweiß unter Mitwirkung von Bakterien aus den Zahnbelägen.

---

* Rudolf Steiner, Vortrag vom 9. April 1920; in: Geisteswissenschaft und Medizin, GA 312, Dornach ^{5}1976.

Geht man der Ursache für die Entmineralisierung nach, stößt man auf verschiedene Theorien, die der Frage ähneln, was zuerst war, das Ei oder die Henne. Unbestritten ist jedoch, dass dem Speichel eine Schlüsselfunktion zukommt.

Speichelfluss und Speichelpufferkapazität

Streptococcus mutans und Lactobacillus

In der gesunden Mundflora leben unzählige Bakterien und Bazillen, die sich auf etwa 300 Bakterienstämme verteilen. Bei einer Speichelanalyse kann der Zahnarzt feststellen, wie viele Bakterien pro Milliliter Speichel in der Mundhöhle enthalten sind und ob Handlungsbedarf besteht. Der «zuckersüchtige» Bakterienstamm Streptococcus mutans gilt als der Hauptverursacher der Karies; an zweiter Stelle steht der Lactobacillus. Streptococcus mutans gehört eigentlich nicht in die menschliche Mundhöhle, sondern wird vermutlich in den ersten Lebensmonaten durch Übertragung aufgenommen. Er lagert sich auf der Schmelzoberfläche an und vermehrt sich bei zuckerhaltiger Kost extrem schnell. Die sonst harmlosen Mikroorganismen werden schädlich, wenn sie sich von Zucker, der offen oder versteckt in Nahrungsmitteln und Getränken enthalten ist, ernähren. Sie «verdauen» den Zucker zu Zahnschmelz zerstörender Säure, zu Milchsäure.

Entstehung des Zahnbelags (Plaque)

Die geringe Kauleistung zieht eine schwächere Speichelbildung und damit eine unzureichende Selbstreinigung nach sich. Das heißt, die produzierte Säure kann nicht verdünnt und weggeschwemmt werden. Ein zähklebriger Zahnbelag, auch Plaque genannt – eine flächenhafte Ansammlung von vielen Millionen Bakterien, abgeschilferter Schleimhaut und Speichelbestandteilen – ist die Folge.

Das Zerstörungswerk beginnt

Das Zerstörungswerk beginnt. Bereits zehn Minuten nach Aufnahme einer zuckerhaltigen Speise ist eine hohe Säurekonzentration erreicht. Die härteste Substanz unseres Körpers, die zu 95 % aus mineralischen Stoffen besteht, der Zahnschmelz, wird angegriffen und zerstört, indem die Säuren die Schmelzkristalle entkalken und auflösen. In der Mohs-Skala, welche die Härte fester Substanzen angibt (zwischen 1 = Talk und 10 = Diamant) wird für den Zahnschmelz die Härte 7 angegeben, d.h. er ist härter als der Kalkstein der Alpen. Trotzdem muss er pfleglich behandelt und darf nicht zerkratzt werden.

Nochmals sei auf die Bedeutung des Speichels hingewiesen. Dieser ist nämlich dank der in ihm gelösten Mineralien imstande, kleine, durch Säuren entstandene Oberflächenrauigkeiten wieder zu mineralisieren und zu glätten.

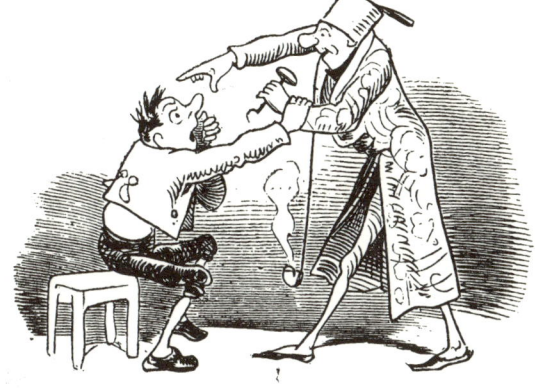

Wenn die Schmelzschicht des Zahnes an einer kleinen Stelle durchbrochen ist, breitet sich die Karies zunächst in der Dentin-(Zahnbein)-Schicht aus und erreicht schließlich die Pulpa, das Zahnmark, den Zahnnerv. Da die Pulpa durch Blutgefäße und Nervenfasern mit dem Blutkreislauf bzw. dem Nervensystem des ganzen Körpers verbunden ist, können Entzündungen oder Eiterherde an der Zahnwurzelspitze Erkrankungen in anderen Organen hervorrufen. Die bekanntesten Folgen sind Muskel- und Gelenkrheumatismus, Nerven-, Herz-, Nieren- und Hautschädigungen.

Abb. 8: Zeichnung von Wilhelm Busch

Erkrankungen anderer Organe

Zahnbett- / Zahnfleisch-Erkrankungen (Parodontitis und Parodontose)

Erkrankungen des Zahnbettes und des Zahnfleisches, früher Paradentose genannt, sind nach Karies die zweithäufigste Erkrankung im Mund- und Zahnbereich. Berichten der Zahnärztekammer zufolge gehen nach dem 40. Lebensjahr mehr Zähne aufgrund von Parodontose als durch Karies verloren. – Unter Parodontopathien fasst man alle Erkrankungen des Zahnbettes und des Zahnhalteapparates zusammen. Sie betreffen also nicht den Zahn selbst, sondern das «Bett» des Zahnes im Kieferknochen und im Zahnfleisch. Dazu zählen auch der Zahnzement, der die Zahnwurzel umgibt, sowie die Wurzelhaut.

Erkennen und Verlauf einer Zahnbetterkrankung

Warnzeichen und Verlauf — Die Zahnbetterkrankung kann einzelne oder auch alle Zähne befallen. Zahnfleischbluten, Zahnfleischentzündung (Schwellung, Rötung oder weißlicher Saum), Zahnsteinansatz sowie Empfindlichkeit des Zahnhalses auf heiß und kalt sind oft die ersten Warnzeichen. Anstelle des sonst straff am Zahn anliegenden Zahnfleisches bilden sich Zwischenräume, die sogenannten Zahnfleischtaschen, die sich Laufe des Krankheitsprozesses immer mehr vertiefen. So können Keime bis zur Wurzel gelangen und eine eitrige Entzündung auslösen. Wurzelhaut und Zahnzement werden bis zur völligen Auflösung geschädigt. Im langsam fortschreitenden chronisch-entzündlichen Prozess wird sogar der Kieferknochen angegriffen; es kommt zum Abbau des Zahnstützgewebes und als Folge davon zur Lockerung des Zahnes und zu seinem Verlust.

Die Zähne werden «länger» — Bei einer anderen Form dieser parodontalen Erkrankung (Parodontose) schwinden Zahnfleisch und Knochen gleichmäßig, ohne dass eine Entzündung voranging. Der Zahnhals wird deutlich entblößt; es ist, als würden die Zähne länger.

Eine dritte, jedoch seltenere Variante ist das Lockerwerden des Zahnes ohne vorhergehende Entzündung oder Freilegen des Zahnhalses.

Ursachen — Wie bei der Zahnfäule haben wir es auch bei Zahnbett- und Zahnfleischerkrankungen nicht mit einer einzigen Ursache zu tun. Folgende Auslösefaktoren werden genannt:

Zahnstein
1. Die *Plaque*, die auch zur Entstehung von Karies und zur Entzündung des Zahnfleisches beiträgt. Wenn ein fester, klebriger Belag nicht gründlich von der Zahnoberfläche und vom Zahnfleischsaum entfernt wird, kann er sich wie ein Keil zwischen Zahnfläche und Zahnfleischrand schieben. Es bilden sich die bereits erwähnten Zahnfleischtaschen, die mit einer Entzündung einhergehen. Die harten, verkalkten Beläge «wachsen» sozusagen weiter nach innen.

Der Zahnstein, auch Konkrement genannt, haftet so fest an, dass er mit häuslichen Maßnahmen nicht entfernt werden kann. Eine professionelle Zahnreinigung, ausgeführt von qualifiziertem Fachpersonal in der zahnärztlichen Praxis, ist unerlässlich. Problematisch für die Mund- und Gebisspflege sind Zahnfüllungen und künstliche Kronen, die bis unter den Rand des Zahnfleisches reichen und nicht glatt in den Zahn übergehen.

2. Eine funktionelle Ursache ist zu suchen bei Gebiss- und Kieferfehlbildungen sowie bei Lückengebissen. Fehlende Zähne – es genügt schon einer – können zu falscher Belastung des Gebisses führen. Das gilt auch für nicht richtig sitzenden Zahnersatz. Die Folge ist ein zu geringes Kauen und damit eine ungenügende Beanspruchen des Zahnbettes. *Fehlbildungen*

3. Als dritter Ursachenkomplex gelten innere Krankheiten, insbesondere Stoffwechselstörungen und Störungen im Vitamin- und Hormonhaushalt, Zuckerkrankheit, Nieren- und Frauenleiden. Das Knirschen und Aufeinanderpressen der Zähne aufgrund seelischer Einflüsse sind ernst zu nehmen. *innere Krankheiten*

Umfassende Mundhygiene – die beste Gewähr für gesunde Zähne und gesundes Zahnfleisch

Zähne müssen weder durch Karies noch durch Parodontitis verloren gehen. Wer von Kindesbeinen an eine regelmäßige tägliche Mund- und Zahnpflege betreibt, beugt diesen Zahnkrankheiten am sichersten vor. Ebenso unerlässlich sind die regelmäßige Vorstellung beim Zahnarzt – am besten zweimal jährlich – und der feste Wille des Patienten zu ausdauernder, engagierter Mitarbeit. Eine weitere Voraussetzung ist eine allgemein gesunde Lebensweise mit einer vollwertigen Ernährung, bei der es tatsächlich noch «etwas zu kauen» gibt.

Vom richtigen Zähneputzen: Rund um die Zahnbürste

Zahnbürsten-philosophien Im Laufe der Jahre sind in Bezug auf Form und Borstenmaterial regelrechte Zahnbürstenphilosophien entstanden. Zur Zeit aktuell sind ein kurzer Bürstenkopf mit vielbüscheligem Borstenfeld sowie weiche Borsten aus Kunststoff mit rundgeschliffenen Kopfenden an einem handlichen, nicht zu langen Stiel. Andere raten bei gesundem Zahnfleisch zu harten Borsten, bei empfindlichem, leicht blutendem Zahnfleisch zu mittelharten und bei stark entzündetem, schmerzhaftem Zahnfleisch sowie für Kinder zu weichen Borsten. Den Ausschlag werden schließlich die individuelle Empfindlichkeit und der Rat des Arztes geben.

Borstenmaterial Was das Borstenmaterial betrifft, so besteht in Fachkreisen Einigkeit darüber, dass die Kunststoffborsten den Naturborsten vorzuziehen sind. Die Gründe dafür sind einsichtig: Naturhaare bieten in ihren Markkanälen Niststätten für Mikroorganismen, und sie trocken schlechter. Sie sind normalerweise zu weich, und die Abrieb- und Formfestigkeit ist zu schwach, um bei der Reinigung und Massage ein gutes Ergebnis zu erzielen. Da die Borstenspitzen bei der Herstellung nicht rundgeschliffen werden können, sind Zahnfleischverletzungen nicht auszuschließen.

Nach dem Gebrauch / Lebensdauer Nach dem Gebrauch sollten Zahnpastareste gründlich ausgespült werden, und die Zahnbürsten sollten so aufbewahrt werden, dass sie austrocknen können, z.B. indem man sie horizontal, mit den Borsten nach unten, über einen Becher legt. Feuchte Borsten ziehen Bakterien an. Wichtig ist der regelmäßige Wechsel, da Zahnbürsten mit abgebrochenen oder ausgefallenen Borsten wirkungslos sind. Wenn sich Borsten verbiegen, hat die Zahnbürste ausgedient. Das gilt auch für Bürstenaufsätze auf elektrischen Zahnbürsten. Nach diesen Kriterien sollte man etwa alle drei Monate wechseln. Laut Statistik wird in der BRD im Durchschnitt nur alle 15 Monate eine neue Zahnbürste gekauft. Und man staune: 20 Prozent der Bundesbürger besitzen keine eigene Zahnbürste!

Beim Zahnarzt und bei verschiedenen Krankenkassen sind bebilderte Zahnputz-Anleitungen erhältlich. Allgemein durchgesetzt hat sich für die Zahnputztechnik eine gründliche, systematische

Putzmethode «von rot nach weiß», also vom Zahnfleischsaum zur Krone hin. Schmierige Beläge, die unbedingt entfernt werden müssen, haften besonders fest an drei Risikozonen: den Zahnzwischenräumen, den Furchen (Fissuren) auf den Kauflächen der Backenzähne und den Zahnhälsen. Am besten geht man folgendermaßen vor:

Putzmethode: «von rot nach weiß»

> *Zahnputztechnik:*
> Die Zahnzwischenräume, die Zahnhälse und die Kronen im Oberkiefer von oben nach unten, im Unterkiefer von unten nach oben bürsten, und zwar sowohl außen als auch innen. Setzt man die Zahnbürste angewinkelt zum Zahnfleisch hin an, dann teilt sich bei leichtem Druck das Borstenfeld; eine Hälfte liegt dann auf dem Zahn auf, die andere auf dem Zahnfleisch. Durch Rüttel- und Vibrationsbewegungen gelangen die Borstenbüschel zwischen die Zähne und erreichen die Zahnfleischtaschen. Nur auf den Kauflächen der Backenzähne wird «gescheuert» und eine horizontale Rüttelbewegung ausgeführt. Wie immer gilt auch hier: Keine Übertreibung! Allzu intensives «Scheuern» – vor allem an den Frontzähnen, um sie weißer zu machen – schadet.

Zur Reinigung der schwer zugänglichen Stellen ist die Zahnseide ein sehr gutes Hilfsmittel. Sie wird zwei- bis dreimal wöchentlich angewandt. Ein etwa 30 cm langer Zahnseidenfaden, am besten ungewachst, wird um den Mittelfinger beider Hände gewickelt, und 3 – 4 cm Faden, von Zeigefinger und Daumen unter Spannung gehalten, wird durch die Zahnzwischenräume gezogen. Nach und nach «wandert» man den ganzen Faden durch, bis alle Zähne erreicht sind. Ein Zahnseidenhalter erleichtert die Handhabung, besonders im Bereich der seitlichen Zähne.
Um das Einführen zwischen die engen Kontaktpunkte der Zähne zu erleichtern und ein Abreißen des Fadens zu vermeiden, arbeitet man mit «sägenden» Bewegungen. Anschließend werden durch

Zahnseide

54   *Mund- und Zahnpflege*

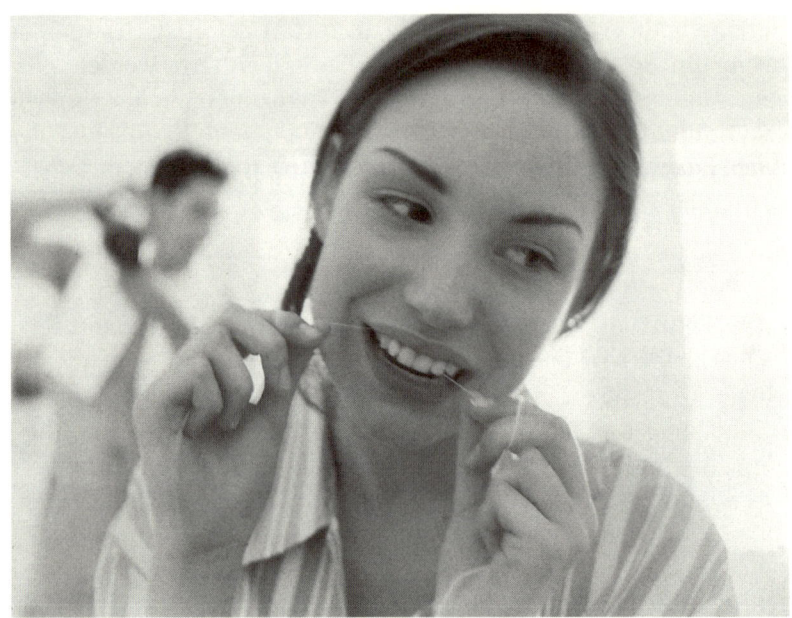

Abb. 9:
Zahnseide

ein schabendes Auf- und Abwärtsbewegen des Fadens Speisereste und Zahnbeläge aus den Zahnzwischenräumen entfernt. Am Geruch des gebrauchten Fadens erkennt man sofort, wenn im Interdentalraum etwas nicht in Ordnung ist.

Zahnseide, am besten ungewachst und ohne künstliche Geschmacksstoffe, z.B. Oral B, ist in Drogerien und Apotheken erhältlich.

Zahnstocher   Zahnstocher sind nur zu empfehlen, wenn sie nicht splittern und brechen können. Bei Holzzahnstochern sind häufig die Spitzen nicht dünn genug. Bei vorsichtigem Umgang sind Zahnstocher sehr dazu geeignet, faserige Speisereste zu entfernen.

Munddusche   Die Munddusche ist ein empfehlenswertes, sinnvolles Hilfsmittel, grobe Speisereste aus schwer zugänglichen Stellen wegzuspülen. Die klebrigen Zahnbeläge sind damit jedoch nicht zu entfernen. Deshalb kann die Munddusche eine Zahnbürste auf keinen Fall ersetzen. – Eine Munddusche dient auch der Massage des Zahnfleisches und wirkt auf dieses kräftigend und durchblutungsfördernd. Wichtig ist, dass der Wasserdruck nicht zu hart eingestellt und der Wasserstrahl nicht direkt in die Zahnfleischtaschen gerichtet wird.

Über Zahnpasta und andere Kostbarkeiten
Zahnpasta bzw. Zahncreme ist keine überflüssige Zutat; denn viel effizienter als allein mit Zahnbürste und Wasser ist die Reinigung mit Zahnbürste plus Zahnpasta und Wasser. Die deutschen Zahnärzte müssen immer wieder feststellen, dass viele Bundesbürger trotz des steigenden Gesundheitsbewusstseins Zahnpflege und Mundhygiene noch immer nicht so genau nehmen. Einer Statistik zufolge werden im Jahr pro Kopf der Bevölkerung nur 4 Tuben Zahnpasta verbraucht; das entspricht etwa 120 Putzvorgängen. Das ist viel zu wenig!

Bei der Wahl der Zahncreme – es gibt rund 90 verschiedene – sei man sich bewusst, dass sie ja nicht äußerlich, sondern innerlich angewandt wird und über die Mundschleimhaut mit dem ganzen Organismus in Berührung kommt. Gerade diese Durchlässigkeit der Schleimhaut macht man sich ja beim Einnehmen von Arzneien zunutze, indem man ein Medikament, das schnell wirken soll, unter die Zunge gibt.

Gesichtspunkte für die Wahl der Zahncreme

Über unzählige Geschmacksknospen auf der Zunge nehmen die Inhaltsstoffe eines Mundpflegemittels Kontakt auf mit unserem Geschmackssinn. Welche Qualitäten nehmen wir auf diese Weise wahr? Die Welt der synthetisierten, toten Stoffe oder die Welt der lebendigen Natursubstanzen?

Der Einfluss auf den leicht irritierbaren Speichel zeigt, wie wichtig die Frage nach der Natürlichkeit ist. So reagiert der Speichel schlecht auf desinfizierende Stoffe, optische Bleichmittel und schaumerzeugende Netzmittel. Zahnärzte weisen immer wieder darauf hin, dass der feine, luftige Schaum zu der Täuschung führt, eine reinigende Wirkung sei ohne gründliches Bürsten zu erreichen.

Produkt-Innovation am Beispiel einer Zahncreme
Bereits Anfang der siebziger Jahre entstand aus einer Zusammenarbeit der Arbeitsgemeinschaft anthroposophischer Zahnärzte mit Pharmazeuten und Ärzten der Weleda ein völlig unkonventionelles Zahnpflegemittel, das einen ganz neuen Maßstab setzte: die Sole-Zahncreme. Sie ist das Ergebnis der Verbindung anthroposophisch-menschenkundlicher Einsichten und moderner medizinischer Erkenntnisse.

> *Ärztlicherseits wurden strenge Anforderungen an die Neuentwicklung gestellt:*
> 1. Die Reinigungswirkung soll durch einen langsam, dann aber vollständig sich auflösenden Putzkörper erfolgen. Der Zahnschmelz darf nicht angegriffen werden, und eine sekundäre Einlagerung des Putzkörpers in den Zahnbelag oder eine Reizwirkung auf entzündetes Mundgewebe sind zu vermeiden.
> 2. Auf den Zusatz von Seifen und synthetischen Schaumstoffen bzw. Emulatoren, welche die Oberflächenspannung herabsetzen, sollte verzichtet werden.
> 3. Künstlich hergestellte Desinfektions-, Aroma- und Farbstoffe dürfen nicht verwendet werden.
> 4. Die Unbedenklichkeit, auch beim Verschlucken durch kranke Menschen oder durch Kinder, muss gewährleistet sein.
> 5. Zahnsteinbildung sollte verhindert und bestehende Plaques sollten gelöst werden durch Hemmung bzw. Neutralisation von Gärungsvorgängen.
> 6. Durch Anregung der Speicheltätigkeit sollten die Selbstreinigungsvorgänge und die Gewebsentwässerung angeregt werden.
> 7. Größte Bedeutung ist der Entzündungswidrigkeit und der Gefäßabdichtung beizumessen.

Wie konnte dieses Anforderungsprofil umgesetzt werden?

Als löslicher Putzkörper dient eine Salzkombination aus Natriumbikarbonat und Steinsalz. Der Zahnschmelz kann durch die Salzkristalle nicht angegriffen werden, da deren Härtegrad niedriger ist als der des Zahnschmelzes. Diese Putzgrundlage regt durch verstärkte Spülspeichelbildung die physiologische Selbstreinigung (Osmose) von innen nach außen an. Dadurch können ungute Flüssigkeitsansammlungen im Mundgewebe ausgeschwemmt und Fäulnisstoffe aus zerfallenem Gewebe und die daraus entstehenden Giftstoffe ausgeschieden werden. Durch Salze (Elektrolyte) wird die schleimige Trübe einer Flüssigkeit verwandelt; Verunreinigungen werden ausgeflockt und zur Lösung gebracht. Das heißt, die Salzkombination reduziert die Neubildung schleimiger Zahnbeläge. Die leichte Alkalität – pH 8,5 – neutralisiert die kariesfördernden Säuren, insbesondere nach kohlenhydratreichen Mahlzeiten.

Löslicher Putzkörper: Salzkombination regt die Selbstreinigung an

Hinter diesen schnell erlebbaren Wirkungen der physikalisch-chemischen Vorgänge steht die Kraft des Salzes: klärend, reinigen, formend, richtend. Es ist eine Qualität, die wir auf einer anderen Ebene als die das seelische Chaos ordnende Kraft des Gedankenlebens kennen.

Wertvolle Pflanzenauszüge unterstützen und bereichern die Natursole-Grundlage. Die Ratanhia-Wurzel ist in den peruanischen Anden beheimatet und wird von den Bewohnern «raiz para los dientes», «Wurzel für die Zähne» genannt. Die kleine, vitale, krautige, an den kargen, steinigen Hochgebirgsboden gedrückte Pflanze hat kleine Blätter und blüht purpurfarben. Das Auffälligste an ihr ist aber die überproportionale Wurzelbildung mit rotem Farbstoff und hohem Gerbstoffgehalt.

Pflanzenauszüge: Ratanhia

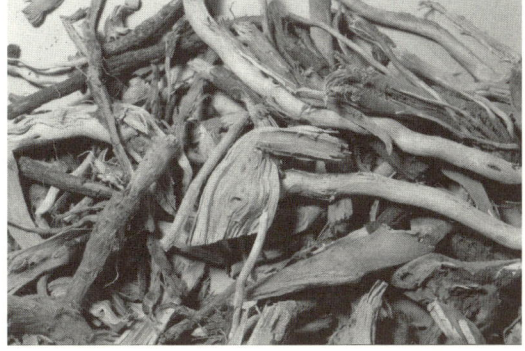

Abb. 10: Ratanhia (Wurzel)

Ein wässrig-alkoholischer Auszug aus der Ratanhia-Wurzel wirkt adstringierend (zusammenziehend), koagulierend (ausfällend) auf Eiweiß und blutungsstillend. Festigung der Mundschleimhaut und des Zahnfleisches,

Mund- und Zahnpflege

Linderung von Blutungsneigung und Vorbeugung gegen das Lokkerwerden der Zähne sind die Folge.

Myrrhenharz Eine wässrig-alkoholische Zubereitung aus dem heilungsfördernden, auf natürliche Weise desinfizierenden Myrrhenharz trägt entscheidend zur Gesunderhaltung des gesamten Mundraumes bei. Das Myrrhenbäumchen gedeiht in den heißen Wüstengebieten Nordostafrikas und zeigt in seinem Wuchs eine wie zurückgehaltene Entfaltung. Der Stamm ist von Saft geschwellt und dient in der langen Trockenzeit als Wasserreservoir.

Durch Anritzen der Rinde fließt der kostbare Myrrhen-«Saft» aus, ein Schleim- oder Gummiharz. Ein starker astralischer Impuls ergreift diese zum Kosmos hinstrebende Substanz und verdichtet sie zu Harz, macht sie also wieder irdischer, fester. Wie kleine Bernsteinperlen sieht das Harz aus. Durch Destillation kann das wertvolle, im Harz gebundene ätherische Öl aus der Verdichtung wieder befreit werden. Die so gewonnene Myrrhentinktur trägt zur Festigung, Straffung und Gesundung der Gewebe bei und entzieht Bakterien den Boden für ein schädliches Wuchern, ohne dabei die gesunde Mundflora anzugreifen.

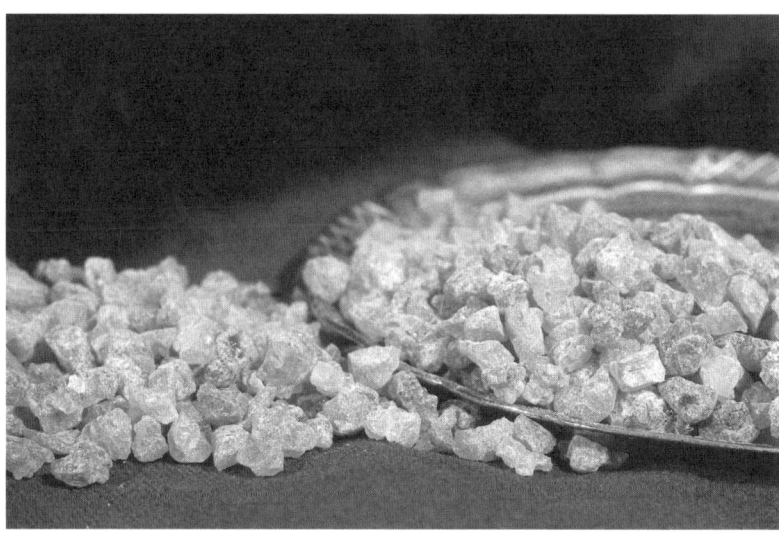

Abb. 11: Myrrhe

Der Saft aus den herbsauren Schlehenfrüchten stärkt die Formkräfte im Bereich der Mundschleimhaut und führt dadurch zu einer Straffung und Kräftigung der Gewebe. *Schlehenfrüchte*

Die Extrakte aus der Rosskastanienrinde haben aufgrund der Gerbstoffe eine fäulnishemmende Eigenschaft und leisten so einen wichtigen Beitrag in der Kariesprophylaxe. Widerstandskraft, Stabilität und zugleich gesunde Durchlässigkeit der feinen Blutgefäße werden verbessert. (Bei entzündlichen Prozessen ist die Durchlässigkeit der Gefäße krankhaft erhöht.) Normalisierend wirkt das in der Kastanienrinde enthaltene UV-aktive Äskulin. *Rosskastanienrinde*

Schließlich gibt eine Mischung echter ätherischer Öle, darunter Pfefferminzöl, eine belebende sympathische Frische im Mundraum.

Von Weleda Sole-Zahncreme einen etwa 2 cm langen Strang auf die trockene oder nur leicht angefeuchtete Zahnbürste geben und gründlich bürsten, bis der Speichelfluss kräftig angeregt ist; dann spülen. Der anfangs vielleicht ungewohnte, leicht salzige Geschmack wird nach einer kurzen Zeit der Angewöhnung nicht mehr vermisst werden wollen.

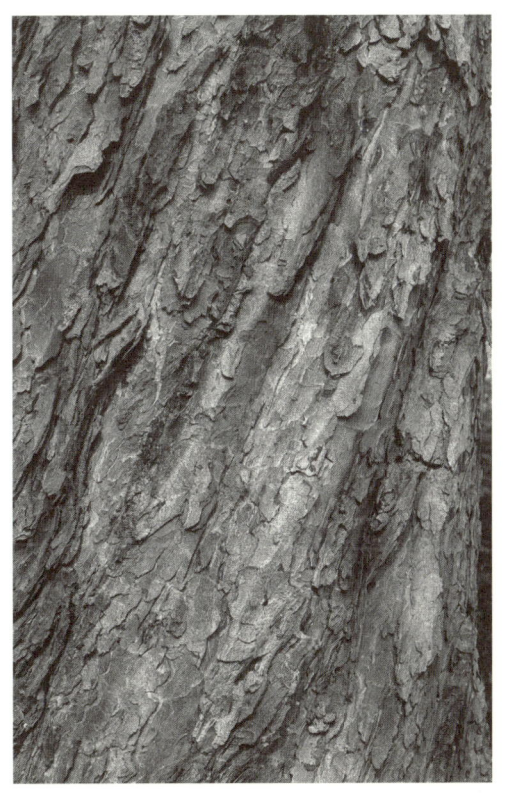

Abb. 12: Rosskastanie

Weitere Zahncremes

Ratanhia-Zahncreme
Ratanhia-Zahncreme ist eine Alternative für Liebhaber einer kompakten Putzgrundlage. Diese und eine effiziente Putzleistung werden mit einer feinkörnigen Naturkreide erreicht. Eingearbeitet sind Ratanhia und Myrrhe, deren positive Wirkung auf die Zahngesundheit bereits bei der Sole-Zahncreme beschrieben wurde. Eine fein abgerundete Mischung ätheri-

scher Öle wie Fenchelöl, Pfefferminzöl und andere vermitteln einen natürlichen Geschmack.

Pflanzen-Zahngel
Natürliche Quellstoffe, Kieselsäure und pflanzliches Glycerin bilden die milde und doch gründliche Putzgrundlage und die Konsistenz dieses Gels mit frischem Pfefferminzgeschmack. Auszüge aus Ratanhia, Myrrhe, Kamille und spezielle Zubereitungen aus der Rosskastanie sowie Aronstabasche unterstützen die Funktionen der Mundschleimhaut und beruhigen empfindliches Zahnfleisch.

Calendula-Zahncreme
Mit den Auszügen aus Ringelblume (Calendula) und Myrrhe und ihrer weichen Konsistenz auf Kreide- und Glycerinbasis ist Calendula-Zahncreme eine homöopathiegeeignete Zahncreme zur Kariesprophylaxe. Bei einer guten Putzleistung zeichnet sie sich vor allem durch ihre Milde aus. Sie enthält weder Pfefferminzöl noch ähnlich schmeckende Zusätze, sondern ist mit einem weicheren, lieblicheren Geschmack in Richtung Fenchel / Süßholz ausgestattet.

Zahnpflege in den ersten Lebensjahren

Bekanntlich ergeben Untersuchungen von Kindern seit Jahren besorgniserregende Ergebnisse über den Zustand der Zähne. Deshalb verdient das regelmäßige gründliche Zähneputzen die volle Beachtung aller Eltern und Erzieher. Die angestrebte Gesundheit der Zähne, des Zahnfleisches und des Zahnbetts kann neben der gezielten Mundhygiene jedoch nur durch eine gesunde, vollwertige Ernährung erreicht werden.

Zahnpflege in den ersten Lebensjahren

Ist das erste Zähnchen durchgebrochen, beginnt die Verantwortung der Eltern, indem sie es nach den Mahlzeiten mit einem weichen Tuch oder mit Wattestäbchen abreiben. Im Alter von etwa drei Jahren beginnt dann meist der Lernprozess, mit einer Zahnbürste umzugehen. Der Nachahmungstrieb hilft dabei, denn das Kind möchte den Erwachsenen nacheifern. Wichtig ist, dass die Eltern immer nachputzen; denn das systematische, gründliche Bürsten, auch in den Zahnzwischenräumen, kann von Kindergartenkindern und meist auch von Schulanfängern noch nicht geleistet werden. Nur gesunde Milchzähne können möglichst lange gute Platzhalter für die gesund nachwachsenden zweiten Zähne sein. Bei Verlust eines Milchzahns besteht die Gefahr, dass Nachbarzähne in die Lücke kippen und der neue Zahn aufgrund von Platzmangel schief wächst. Darauf beruht ein Drittel aller kieferorthopädischen Fehlstellungen.

Die Wichtigkeit einer vorbildlichen Pflege wird sofort verständlich, wenn man bedenkt, dass die Milchzahnkrone einen viel dünneren Schmelzüberzug («Schmelzhaube») besitzt als die spätere Krone und die Milchzahnpulpa mit ihrem empfindlichen Innenleben bis nahe unter die Zahnkrone reicht. Bei einem Kariesloch wird dadurch dem Zahnarzt das Einbringen einer Füllung erschwert. Die Nachhärtung erfolgt über den mineralstoffreichen Speichel. Wenn der Zahn sauber und glatt ist, entsteht zwischen dem Speichel und der Schmelzoberfläche ein intensiver Austausch.

Warum eine vorbildliche Pflege so wichtig ist

Ein weiteres Problem liegt beim drei- bis vierjährigen Kind darin, dass die Zahncreme häufig geschluckt wird, weil es noch nicht gezielt und kontrolliert ausspucken kann. Da die Inhaltsstoffe auf diese Weise im Magen und im Darmtrakt zur Wirkung kommen, sind hohe Qualitätsansprüche an sie zu stellen.

Und wenn die Zahncreme verschluckt wird?

Bei der Entwicklung des Weleda Kinder-Zahngels (früherer Produktname: Kinderzahncreme) gingen die Pharmazeuten und Ärzte der Weleda in Zusammenarbeit mit der Arbeitsgemeinschaft anthroposophischer Zahnärzte davon aus, dass die Akzeptanz einer Kinderzahncreme vom Geschmack und vom Aussehen bestimmt wird. Das geschmeidige Gel basiert auf pflanzlichem Glycerin, Kieselsäure und einer Algenzubereitung. Durch den Kieselsäure-Putzkörper lässt sich die Reinigungswirkung des Zahngels – mild und dennoch gründlich – auf den gewünschten Wert,

Weleda Kinder-Zahngel

den sogenannten Abrassivitätswert, einstellen. Seine gelbe Farbe, die auf Carotinoiden beruht, erhält das Gel durch ein neueres Auszugsverfahren aus Calendula-Blüten. Zusammen mit Äskulin, einen Extrakt aus der Rosskastanienrinde, wirkt es Entzündungen und Kariestendenzen entgegen. Ätherisches Öl von Fenchel und Krauseminze runden den Geschmack fein ab.

Keine Fluoride! Hervorzuheben ist, dass in das Kinder-Zahngel keine Fluoride eingearbeitet sind. Fluor wirkt nicht nur auf die Zähne, sondern hat auch Auswirkungen auf den «Rest des Menschen». Mindestens bis zum 6. Lebensjahr sollte man Fluoride vermeiden, da sie über die Blutbahn auch die Keime der zweiten Zähne erreichen und die schmelzbildenden Zellen empfindlich gestört werden können. Eine Fluoridierung ist nur bei Mangelerscheinungen angezeigt und wird im Einzelfall durch den Zahnarzt / Kinderarzt eingesetzt. Ganz allgemein ist es sinnvoll, Nahrungsmittel mit einem natürlichen Gehalt an organischem Fluor zu wählen, z.B. Roggen und andere Getreide, Seefisch, Tee, Mineralwasser.

Mit 10 Jahren etwa: Wechsel auf Sole-Zahncreme Obwohl jede Weleda Zahncreme auch für Kinder geeignet ist, sollte doch das speziell auf die Mundsituation des Kindes abgestimmte Kinder-Zahngel bevorzugt werden. Nach dem 10. Lebensjahr, ist der Wechsel auf die Sole-Zahncreme besonders zu empfehlen.

Einige Alternativen
Wer konsequent Tenside (Schaumstoffe), Fruchtaromen und die große Zahl synthetischer Zusätze in Zahnpasten meiden möchte, findet für die Kinderzahnpflege keine Alternative zu Weleda. Für Erwachsene sind zu empfehlen
- Dr. Hübner Silicea-Zahnpasta
- Logodent Kräuterzahngel Rosmarin-Salbei.
- Dr. Vogel Echinacea-Zahnpasta

Dem, der auf einen leichten, milden Schaum nicht verzichten möchte, aber für den übrigen Inhalt Wert auf Natürlichkeit legt, steht eine größere Auswahl zur Verfügung:
- Logona: Logodent (Mineralstoffzahncreme, Kräuterzahngel Pfefferminze)

- Dr. Hübner: Medizinische Salbei-Zahnpasta und Manuka-Zahnpasta
- Jukunda: Judont Kräuterzahnpasta
- Keimdiät: Neem-Zahnpasta
- Bakanasan: Propolis-Zahnpasta
- Miéla: Spezial-Zahnpasta mit Propolis
- florin-Zahncreme
- Lavera: Dent Zahncreme Mint

Mundwasser

Eine ganzheitliche Mund- und Zahnpflege endet nicht beim Zähneputzen. Die konsequente Fortsetzung und Optimierung der Mundhygiene ist die Anwendung eines Mundwassers. Gutes Mundspülen ist genauso wichtig wie das Zähnebürsten. Durch Bewegungen der Zunge, der Wangen und der Lippen kann das Wasser kräftig durch die Zahnzwischenräume gespritzt werden. Es nützt nichts, bei dieser Prozedur nur den Kopf zu schütteln, wie mancher es tut.

Mundspülungen, z.B. mit Salbeitee, waren schon im alten Rom sehr geschätzt und gehörten zur täglichen Morgentoilette. Heute wird meist auf gebrauchsfertige Mundwässer zurückgegriffen.

In einem früheren Ökotest-Magazin wurde berichtet, dass zwar fast ein Drittel aller Bundesbürger Mundwässer benutzt; das weitere Untersuchungsergebnis fiel dann allerdings sehr schlecht aus. Von den dreißig untersuchten Mundwässern mussten über zwei Drittel wegen fragwürdiger Inhaltsstoffe wie Desinfektionsmittel, Konservierungsstoffe und Emulgatoren bis hin zu Stoffen zur Betäubung der Geschmacksnerven beanstandet werden.

Fragwürdige Inhaltsstoffe

Durch Desinfektionsmittel sollen schädliche Bakterien abgetötet werden. Das entspricht nicht den Vorstellungen einer naturgemäßen Mundpflege. Desinfizieren soll ein ständig gebrauchtes Mundwasser nicht, weil dadurch auch die nützlichen Mikroorganismen in Mitleidenschaft gezogen werden und so das sensible Gleichgewicht des Mundhöhlenmilieus empfindlich gestört wird. Desinfizierende Mundwässer sind nur bei akuten Infektionen im Mund- und Rachenraum angezeigt.

> **Was man unbedingt berücksichtigen sollte**
> Zur Ablösung von Zahnbelag sind Mundwässer nur bedingt geeignet. Sie ersetzen also keinesfalls das Putzen mit der Zahnbürste, auch wenn manche Mundwässer das Gefühl erzeugen, die Zähne seien sauber, weil sie sich glatt anfühlen.

Gegen Mundgeruch. Aber Vorsicht!

Viele Menschen verwenden Mundwässer hauptsächlich gegen Mundgeruch. Dieser kann durch entsprechende «Rachenputzer» auch tatsächlich überdeckt werden. Auf Dauer ist diese Lösung jedoch gefährlich, da der Mundgeruch als Warnsignal nicht mehr beachtet wird. Er weist auf innere Erkrankungen, z.B. ungenügende Verdauung mit Gärungserscheinungen, oder auf schadhafte Zähne hin.

Wirkungen eines guten Mundwassers

Ein Mundwasser mit natürlichen Zusätzen wirkt vorbeugend und lindernd bei Irritationen der Mundschleimhaut, setzt die Anfälligkeit für Entzündungen und Blutungen des Mundgewebes herab, festigt das Zahnfleisch, unterstützt somit die Parodontose-Prophylaxe und erfrischt den Atem. Bei Zahnfleischbluten trägt die adstringierende Wirkung zur Entquellung und Kapillarabdichtung des Zahnfleisches bei.

Besonders zu empfehlen sind:
- Weleda: Ratanhia-Mundwasser mit Auszügen aus Myrrhe und Rathanhia, Substanzen in homöopathischer Verdünnung (Potenzierung) sowie einer Mischung ätherischer Öle
- Dr. Vogel: Dentaforce-Kräuter-Mundwasser, unter anderem mit Tinkturen aus Salbei, Bibernell, Gewürznelken, Parakresse
- Logona: Logodent Kräuter-Mundwasser mit Pfefferminze, Salbei, Propolis

- Miéla: Mundwasser mit Auszügen von Verbenenkraut und Ulmenrinde, Propolis
- Bakanasan: Propolis-Mundwasser
- Dr. Hübner: Silident-Mundwasser mit Propolis
- Galenika Dr. Hetterich: Salviathymol N; apothekenpflichtig. Es hat die intensivste Wirkung und ist vor allem bei akuten bakteriellen Erkrankungen der Mund- und Rachenhöhle angezeigt. Es enthält unter anderem Pfefferminzöl, Menthol, Fenchel und Anis.
- Wala: Echinacea comp. Essenz-Sprühflüssigkeit. Dieses apothekenpflichtige Präparat eignet sich besonders bei akuten Zahnfleischentzündungen. Man gibt mehrmals täglich einen Sprühstoß auf die entzündeten Stellen.

Bei den angegebenen Mundwässern handelt es sich um Konzentrate, die tropfenweise dem lauwarmen Mundspülwasser zugegeben werden. (Ausnahme: Wala Echinacea comp. Sprühflüssigkeit!) Wichtig ist nun, die Lösung saugend und pressend zirka zwei Minuten durch die Zahnzwischenräume zu spülen, so dass auch die Fältelungen und Taschen des Zahnfleisches erreicht werden, und dann kräftig zu gurgeln. Dies sollte täglich ein- bis zweimal geschehen. *Zur «Technik» der Mundspülung*

Bei entzündeten Schleimhäuten, zur Förderung der Durchblutung und Festigung des Zahnfleisches empfiehlt sich eine Zahnfleischmassage mit nur schwach oder gar nicht verdünntem Mundwasser. Dazu gibt man 1 bis 2 Tropfen auf den Zeigefinger oder ein Wattestäbchen und streicht massierend zur Krone hin. *Zahnfleischmassage*

Wenn eine Spülung mit Mundwasser nicht ausreicht, empfehlen Zahnärzte und Apotheker oft Mundspülungen mit Calendula-Essenz von Wala oder von Weleda. Sie sind angezeigt bei Wundgebieten, z.B. nach Zahnfleischabschleifungen oder Zahnextraktionen. Man gibt 1 Eßlöffel Calendula-Essenz auf 1/8 Liter lauwarmes Wasser und spült mehrmals täglich. *Calendula-Essenz bei Wunden im Mund*

Für die schnelle Erfrischung zwischendurch und bei besonderen Anlässen kann ein Mundspray gute Dienste leisten. Da es konzen- *Mundspray: schnelle Erfrischung*

trierter ist als normalerweise ein selbst verdünntes Mundspülwasser, sollte es nicht ständig verwendet werden. Empfehlenswert sind
- Dr. Vogel: Dentaforce Kräuter-Mundspray
- Logona: Logodent Mundspray Pfefferminze.

Zusatzpflege bei Zahnfleischproblemen – nicht nur für Prothesen- und Zahnspangenträger

Ursachen von Zahnfleischproblemen

Laut der deutschen Zahnärztekammer haben 96 % (!) der erwachsenen Bundesbürger ein leicht bis stark behandlungsbedürftiges Zahnfleisch. Bei Zahnfleischreizungen und -entzündungen, Blutungsneigung und bei Druckstellen durch aufliegende Prothesen- oder Zahnspangenteile ist neben der Anwendung von Zahncreme und Mundwasser eine zusätzliche Behandlung und Pflege unerlässlich. Insbesondere bei «Fremdkörpern» im Mundraum (Brückenklammern, Prothesen, Zahnspangen) wird ein unnatürlicher Druck auf die dadurch abgedeckten Zahnfleischpartien und Schleimhäute ausgeübt, der zu schmerzhaften Stellen führen kann bis hin zu Knochenschwund. Der sonst heilende, strömende und reinigende Speichelfluss kann diese Stellen nicht mehr erreichen, und die massierende Wirkung aus dem Zusammenspiel von Zunge, Wange und Lippen fehlt oder ist verringert.

Hinzu kommt die Tatsache, dass Speisereste und Beläge, die nicht gründlich genug entfernt werden, sich leicht zwischen Zähnen, unter Prothesenplatten oder auf Klammerteilen ansetzen und so einen idealen Nährboden für Entzündungsvorgänge bilden.

Rückstände von Reinigungsmitteln

Eine andere Gefahr für die Widerstandskräfte des Mundgewebes geht von Rückständen der Gebiss- und Zahnspangenreinigungsmittel aus, wenn diese nach dem wichtigen «Tablettenbad» nicht sorgfältig abgespült werden. Diese Reinigunssubstanzen können die Mundschleimhaut reizen und entzünden.

Zusatzpflege bei Zahnfleischproblemen

Ein speziell auf diese Bedürfnisse hin entwickeltes frei verkäufliches Arzneimittel ist der Weleda Zahnfleischbalsam. Die Heilwirkungen der gerbstoffhaltigen Ratanhiawurzel und des Myrrhenharzes auf empfindliches und belastetes Zahnfleisch mit Blutungsneigung wurden im Vorigen bereits geschildert. Durch Hinzufügen von entzündungshemmendem Salbeiauszug, einer Zubereitung aus Beinwellwurzel, hochverdünnten Substanzen (Potenzen) aus der Kastanienrinde, Fluor aus dem Flussspat und Silber wird die günstige Wirkung auf die Selbstheilungskräfte bzw. die Anregung der gesunden Stoffwechselprozesse verstärkt.

Weleda Zahnfleischbalsam

Die lindernde Wirkung wird intensiv bei besonderer Belastung erlebt, z.B. nach dem Ziehen eines Zahnes mit dem entsprechenden Wundgebiet, bei Schwierigkeiten mit der ersten Prothese oder Zahnspange, bei Aften an der Mundschleimhaut und sonstigen flächenhaft ausgedehnten Rötungen in diesem Bereich.

Anwendungsgebiete

Zahnfleischbalsam ist auch eine gute Hilfe bei Mundtrockenheit – besonders wichtig in der Kranken- und Altenpflege! –, bei Zahnschmerzen und bei einer «verbrannten» Zungenspitze durch zu heiß genossene Speisen und Getränke.

Mundtrockenheit

> *Anwendung des Zahnfleischbalsams:*
> Der angenehm mild-würzig schmeckende Weleda Zahnfleischbalsam wird nach dem Zähneputzen mit dem sauberen Finger oder einer weichen Zahnbürste auf das Zahnfleisch aufgebracht und einmassiert. Er ist speichellöslich und wird nicht ausgespült!
> Wie ein heilsames Polster legt sich der Balsam zwischen Prothese und Kiefer, wenn vor dem jeweiligen Einsetzen entlang der Prothesen- oder Spangenplatte direkt aus der Tube ein Strang Balsam gedrückt wird.
> Je länger der Zahnfleischbalsam ungestört haften kann, z.B. über Nacht, desto schneller ist die Wirkung erlebbar.

> In der Kranken- und Altenpflege hat es sich besonders bewährt, wenn man Zahnfleischbalsam auf einen dünnen angefeuchteten Wattestreifen gibt, der um das vordere Drittel eines hölzernen Mundspatel gewickelt wurde. Damit kann sehr gut die ganze Mundhöhle ausgestrichen und Schleimhautproblemen vorgebeugt werden.

Weiter sind zu empfehlen:
- Wala Mundbalsam flüssig; apothekenpflichtig
- Wala Mundbalsam Gelee; apothekenpflichtig.

Für beide Mittel gelten die gleichen Indikationsbereiche wie für den Weleda Zahnfleischbalsam. Nur bei den – seltenen – Überempfindlichkeitsreaktionen auf Echinacea (Sonnenhut) sollten sie nicht eingesetzt werden.

Wala Mundbalsam flüssig wird mehrmals täglich entweder unverdünnt mit der beigefügten Pipette auf die Schleimhaut aufgetragen oder verdünnt als Mundspülung angewandt. Auf schmerzende Stellen kann über Nacht auch ein getränkter Wattestreifen aufgelegt werden.

Wala Mundbalsam Gelee wird mehrmals täglich auf Mundschleimhaut und Zahnhälse aufgetragen oder direkt auf die Zahnprothese gestrichen. Besonders zu empfehlen ist ein längeres Einwirken über Nacht.

Im Überblick: Mund- und Zahnpflege

Zahn- und Zahnfleischerkrankungen sind heute bei den sogenannten zivilisierten Völkern weit verbreitet. Die Ursachen dafür liegen zum Teil in der Ernährung, die den Bedürfnissen des Organismus nicht mehr gerecht wird, zum Teil in inneren Krankheiten und Umweltfaktoren. Umso wichtiger ist es, der Zahnpflege von den ersten Lebensjahren an Beachtung zu schenken. Dazu gehört vor allem das regelmäßige Zähneputzen. Die Zusammensetzung der Zahnpasta ist deshalb so wichtig, weil über den Speichel und die Mundschleimhaut die Inhaltsstoffe in den ganzen Organismus gelangen. Auch hier ist Wert auf natürliche Inhaltsstoffe zu legen. Mundwässer und Mundbalsame ergänzen schließlich die Mundpflege und haben sich bei kleineren oder größeren Verletzungen im Mundraum als heilsam erwiesen.

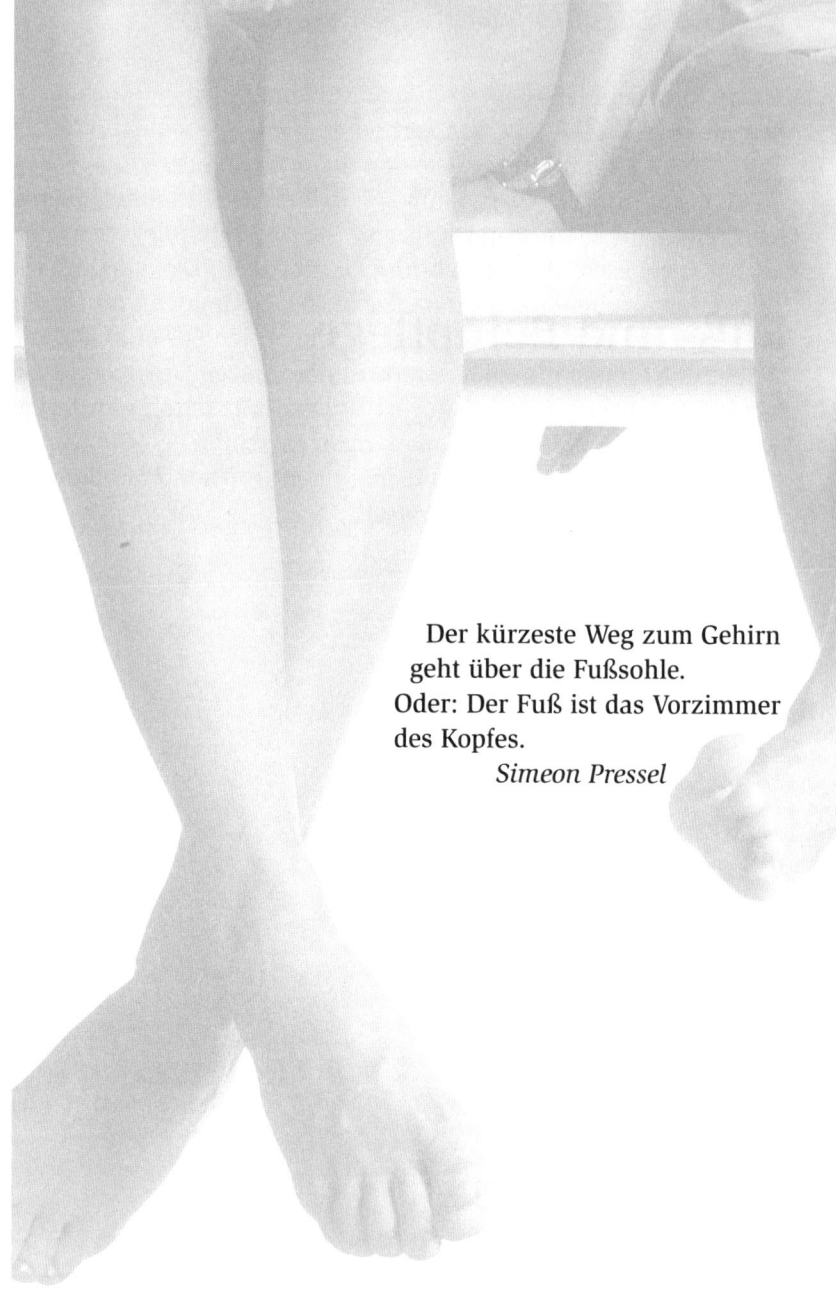

Der kürzeste Weg zum Gehirn
geht über die Fußsohle.
Oder: Der Fuß ist das Vorzimmer
des Kopfes.
Simeon Pressel

Fuß- und Beinpflege

Der «erste Schritt ins Leben» – ohne Hilfe der Erwachsenen, ganz alleine bewältigt – ist für jedes Kind ein besonderes Glückserlebnis, an dem die Eltern innig Anteil nehmen. Waren schon das Aufrichten und das erste freie Stehen bedeutende Ereignisse in der Frühzeit der menschlichen Entwicklung, so ist das Gehen ein noch tiefgreifenderes Seelenerlebnis. Mit aufrechtem Gang – und mit zwei zur Tätigkeit freien Gliedmaßen, den Armen und Händen – bewegt sich der Mensch durch die drei Naturreiche: die Mineral-, Pflanzen- und Tierwelt.

Bei einem gesund entwickelten Kind ist das Laufenlernen bis zum zweiten Lebensjahr erreicht. Unverwechselbar, von der Individualität des Menschen geprägt, entwickelt sich der Gang. Wie selbstverständlich nehmen wir das «Wunderwerk» unserer Füße in Anspruch. Die Leistung, die sie vollbringen, wird uns

erst bewusst, wenn sich Beschwerden einstellen. Ihnen vorzubeugen beziehungsweise bestehende Beschwerden zu lindern oder zu beseitigen, ist Aufgabe einer regelmäßigen Fuß- und Beinpflege.

Erziehung zu gesunden Füßen 73 / Wohltuendes für Füße und Beine 75 / Die tägliche und die regelmäßige Fußpflege 82 / Venenerkrankungen – Venenpflege 91 / Wadenkrämpfe 98 / Fuß- und Nagelpilz 99 / Schweißfüße 101 / Im Überblick: Fuß- und Beinpflege 103

Erziehung zu gesunden Füßen

Eine Statistik besagt, dass das Verhältnis der angeborenen (z.B. Hacken- und Hohlfuß) oder durch Unfall erworbenen Fußschäden zu den erworbenen Schäden 1 : 1.000.000 ist. Das heißt, in den meisten Fällen sind wir für das Schicksal unserer Füße selbst verantwortlich zu machen. Hierin liegt eine Forderung, aber auch eine Chance, bewusst die Fußgesundheit «in die Hand zu nehmen».

Im Säuglings- und Kleinkindalter kann eine zu häufige Bauchlage eine Überdehnung der Bänder zur Folge haben und durch eine Auswärtsdrehung des Füßchens später zum sogenannten Knickfuß führen.

Bei Kleinkindern zu beachten

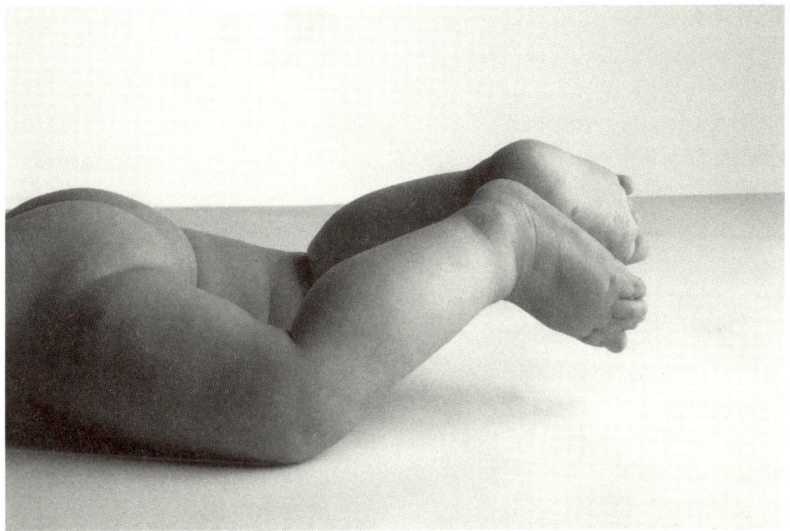

Abb. 13: Füße von einem Kleinkind

Beim Krabbeln werden Muskeln, Sehnen und Bänder auf natürliche Weise gekräftigt und auf ihre spätere Aufgabe, das Aufrechtgehen, vorbereitet. Ist dieser Prozess der Entwicklung des Stützapparates abgeschlossen, versucht das Kind von ganz alleine sich aufzurichten und glückselig strahlend und an Gegenständen sich festhaltend sich fortzubewegen. Und wenn dann der Gleichgewichtssinn lange genug geübt und schließlich ausgebildet ist, geht das Kind frei.

Welches Schuhwerk ist geeignet? Welches Schuhwerk ist geeignet? Am schlechtesten beraten ist man mit knöchelhohen, festen Schuhen mit kräftiger, unbiegsamer Sohle. Wie sollte in so einem «Käfig» das kleine Füßchen den richtigen Bewegungsablauf, das Aufsetzen der Ferse oder Fußspitze, das Abrollen der Fußsohle erüben können? Die Forderung, die man an Schuhe für dieses Alter stellt, sollte lauten: Schützen und nicht stützen! Wo immer sich die Möglichkeit ergibt, sollte man das Kind barfuß laufen lassen.

Aus Ersparnisgründen oder aus Unachtsamkeit der Eltern trägt heute noch, nach einer bundesweiten Untersuchung, jedes zweite Kind zu kleine Schuhe! Bleibende Schäden sind die Folge. Weil Kinderfüße wenig druckempfindlich sind, klagen die Kinder selten, wenn der Schuh drückt.

Behandlung kalter Kinderfüße Eine spezielle Fußpflege ist im Kleinkind- und Schulalter kaum nötig. Die Füße werden in die allgemeine Körperpflege miteinbezogen (Wasch- und Badewasser mit milder Kinderseife und Kinderbad, z.B. von Weleda, und Körpereinreibung mit einem Pflanzenöl), die Fußnägel müssen regelmäßig in gerader Form nachgeschnitten werden. Fühlen sich die Füßchen einmal zu kalt an (zum Beispiel bei beginnender Erkältung, zu langem Aufenthalt im Schwimmbad oder beim Schlittenfahren), hilft am besten ein warmes Fußbad, dem man einige Tropfen einer durchblutungsfördernden Bademilch zugibt (z.B. Rosmarin-Bademilch), und anschließend eine Fußmassage mit einem Massageöl auf Pflanzenbasis. Treten kalte Füße häufig auf, ohne ersichtlichen Grund, ist ein Arzt zu Rate zu ziehen.

Erziehung kontra Modediktat Eine wichtige, bei heranwachsenden Töchtern sehr unbeliebte pädagogische Aufgabe der Erzieher ist es, das Tragen von ungesundem Schuhwerk, zum Beispiel Clogs, Schuhen mit hohen Absätzen und Plateausohlen etc. wenigstens bis zum 14. Lebensjahr zu verhindern. Die Mode nimmt oftmals keine Rücksicht darauf, dass sich das Fußskelett, das Fußgewölbe erst ausbilden muss! Ebenso schädlich ist das permanente Tragen von Turn- und Sportschuhen. Der Schweißfuß ist vielfach dadurch vorprogrammiert, vor allem durch die Kombination mit Synthetiksocken.

Unphysiologisches Schuhwerk ist die Hauptursache aller Fußdeformitäten (Senk-, Spreiz-, Platt-, Knick-, Spitzfuß). Menschen mit deformierten Füßen können nur noch einen Bruchteil der Wege zurücklegen, wie dies mit gesunden Füßen möglich gewesen wäre. Diese Fußveränderungen sind mit einer heillosen Kettenreaktion verbunden: von Schuhproblemen und Schmerzen (sie sind ein Warnsignal des Körpers) angefangen über Durchblutungsstörungen, Muskel- und Bänderschwäche, Nagelverdickungen, Hornhaut, Hühneraugen bis hin zu Hammerzehen- und Hallux valgus-Bildung (= Verlagerung des Großzehs), Statikveränderungen und totaler Versteifung (zum Beispiel bei starkem Plattfuß). Zudem gibt es noch eine andere erhebliche gesundheitliche Beeinträchtigung: die negativen Auswirkungen auf die Reflexzonen und die ihnen zugeordneten inneren Organe. Zu dieser Störung kommt es, wenn sich überbelastete Fußknochen verlagern und dabei Nerven und Blutgefäße drücken und quetschen, die ihrerseits mit Durchblutungsstörungen darauf reagieren. Aus all dem erfolgt eine Fehlbelastung der Reflexzonen!

Was sonst noch «schiefgehen» kann

Wohltuendes für Füße und Beine

Mit der *Fußmassage*, insbesondere der Reflexzonenmassage, wirkt man heilend oder lindernd auf bestimmte innere Organe ein. Dies wussten die Chinesen schon vor 5000 Jahren. Auch von den Medizinmännern der Indianer wurden die Kenntnisse der Fußreflexologie übermittelt. Die Wirkungen werden kaum von der Akupunktur und Akupressur übertroffen. Es gibt bedeutende Ärzte, die mit der *Reflexzonenmassage* arbeiten und beachtliche Erfolge haben.

Diese Massage ist leichter zu erlernen als die Akupressur, da die

Reflexzonenmassage

76 Fuß- und Beinpflege

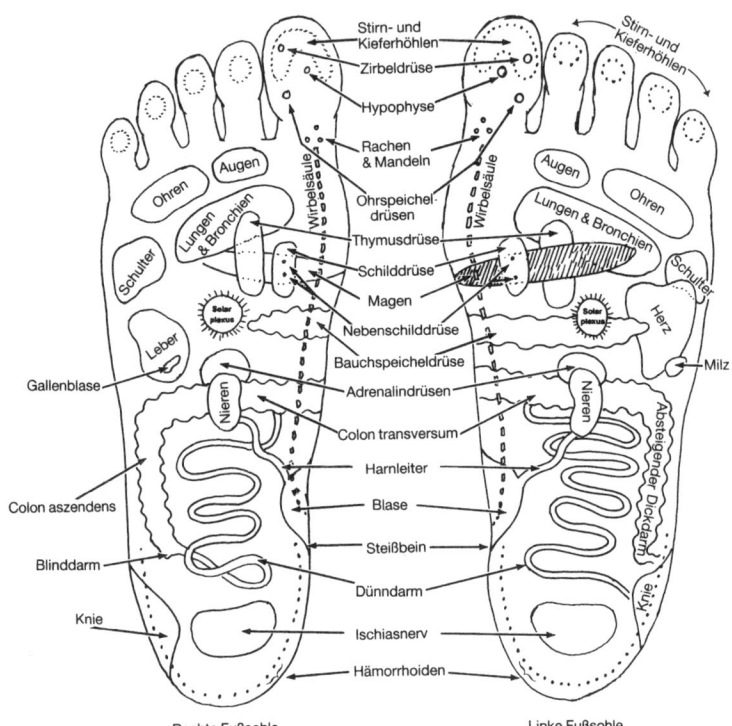

Abb. 14:
Fußreflexzonen

einzelnen Punkte nicht exakt getroffen werden müssen, sondern mehr in der Fläche gearbeitet wird. Sie eignet sich zur Selbstbehandlung, aber auch zur Partnerbehandlung. In unzähligen Fällen konnte beobachtet werden, dass die verschiedensten Beschwerden durch Massage der Reflexzonen erfolgreich behandelt werden konnten, zum Beispiel Allergien, Atmungsbeschwerden, Erkrankungen der Bauchorgane (Magen, Darm, Bauchspeicheldrüse, Leber, Galle, Niere, Blase), Herzklopfen, Ischias, Krampfadern, Schulter- und Nackenschmerzen etc. (Genaue Angaben entnehmen Sie bitte dem in den Literaturhinweisen genannten Buch von A. Bierach-Marquardt.)

Zur Fußsohlenmassage eignen sich auch hölzerne Fußmassagerollen. Der ganze Fuß wird massiert, Fußgewölbe, Fußwurzelmuskulatur, Beugesehnen und Sohle werden dabei intensiv durchblutet und gekräftigt – ein probates Mittel gegen kalte Füße.

Fußmassage

Neben der Reflexzonenmassage hat selbstverständlich auch die übliche Fußmassage ihre Berechtigung! In der Selbstbehandlung wird man sich dabei auf das Durchkneten, Durchwalken und Reiben des Fußes (Rist, Zehen, Sohle, Ferse) beschränken. Arbeitet man dabei mit einem Fußbalsam (Weleda) oder einem Massageöl (Weleda, Dr. Hauschka), ist die Wirkung doppelt so groß.

Beinmassage

Können Sie zehn Minuten täglich dafür einplanen? Sie regt den Blut- und Lymphstrom an, baut dadurch Wasser- und Fettstau weitgehend ab, entlastet müde Beine und hilft mit bei den Bemühungen um wohlproportionierte Beine. Auch hier sollten Sie auf die Wirkung einiger Tröpfchen Massageöls nicht verzichten!

Eine ideale Vorbereitung zur Beinmassage:
a. Bauchdecke (Sonnengeflecht) spiralig auskreisen.
b. Oberschenkel ausstreichen wie unter Punkt 7.
c. Knie herzwärts ausstreichen.
d. Unterschenkel vom Knöchel bis zum Knie ausstreichen.

Massagegriffe (5 Minuten für jedes Bein):
1. Zur Entspannung der Muskeln das Bein auf einen Hocker stellen. Hände ringförmig um den Fuß legen und unter Druck von den Zehen zum Knöchel führen. Mehrere Male wiederholen.
2. Die Finger an die Ferse legen und mit den Daumen die Knöchel leicht umkreisend einige Sekunden massieren.
3. Mit leichtem Druck abwechselnd mit der rechten und linken Hand von der Ferse über die Waden zur Kniekehle streichen.
4. Von der Ferse zur Kniekehle aufsteigend, mit beiden Händen (alle Finger) abwechselnd die Waden «zwicken».
5. Die Knie ca. 10 cm im Umkreis wie einen Teig kneten.
6. Die Hände so unter das Knie legen, dass die Daumen frei bleiben und mit den Daumen spiralförmig beide Kniescheibenseiten massieren.

> 7. An den Oberschenkeln machen Sie zunächst eine Streichmassage, indem Sie mit den Händen unter leichtem Druck vom Knie aus nach oben streichen.
> 8. Die Muskeln auf der Schenkelinnenseite werden, ohne zu übertreiben, kräftig durchgewalkt.
> 9. Der obere Schenkelmuskel wird vom Knie aus nach oben gehend «gezwickt», wie schon bei der Wade geübt.
> 10. Zum Schluss folgt eine Klopfmassage, bei der Sie mit den Handkanten abwechselnd auf die Beine «schlagen».

Fuß- und Beingymnastik

Kniebeugen — Jeden Morgen ein paar Kniebeugen sind ein altes, aber immer noch gutes und wirksames Rezept, um die Beine «fit und munter» zu halten.

Seilspringen — Das Sprungseil ist ein ideales und billiges Trainingsgerät, das man an vielen Plätzen (z.B. Balkon, Terrasse, Spaziergang) problemlos alleine oder in Gesellschaft verwenden kann. Das Springen kann ganz nach persönlicher Kondition individuell gesteigert werden. Nicht nur die Beine, sondern der ganze Organismus werden günstig beeinflusst.

Boden-Radfahren — Flach auf den Boden legen, Beine anheben und in der Luft in die «Pedale» treten.

Beine hochlegen — Schweregefühle in den Beinen, zum Beispiel durch langes Stehen, beseitigt man am schnellsten so: Flach auf den Boden legen und die Beine an einer Wand hochstrecken. Nach zwei bis drei Minuten funktioniert der Rückfluss aus den Beinen wieder. Beengende Kleidung lockern. Eine noch bessere Wirkung wird erzielt, wenn die Beine mit einem Venenpräparat (Weleda Hauttonikum, Dr. Hauschka Rosmarin Beinlotion) eingestrichen und Füße und Beine mit einem in kaltem Wasser ausgedrückten Waschlappen abgerieben werden.

Zehenspitzenlaufen / Fersenlaufen — Hier gilt einmal mehr «Kleine Ursache – große Wirkung».

Im Sitzen oder Stehen mit den Zehen Gegenstände ergreifen, die *Greifübungen*
verschieden geformt sind und unterschiedliche Oberflächenstrukturen haben. Das hält die Zehen beweglich! Mit Bewunderung und Hochachtung wird man dann auf Menschen hinblicken, die durch ein schweres Schicksal lernen mussten, ihre Füße wie Hände zu benützen. Welche Kunstwerke sind zum Beispiel von fußmalenden Künstlern entstanden!

Körperliche (sportliche) Betätigung in angemessenem Rahmen – *Körperliche (sport-*
insbesondere Schwimmen, Radfahren, Tanzen, Wandern – ist *liche) Betätigung*
ebenfalls eine hervorragende Möglichkeit, die Blutfluidität (Blutfließgeschwindigkeit) in den Beinen aufrecht zu erhalten und damit Wesentliches nicht nur zum Wohl der Beine, sondern des Gesamtorganismus beizutragen.

Die Kneipp-Methode

Alle großen Persönlichkeiten und Vertreter der Naturheilkunde weisen auf die Bedeutung der folgenden Maßnahmen zur Bekämpfung von Fußschwäche und Fußerkrankungen hin. Sie sind wichtiger Bestandteil der Kneipp'schen Anwendungen.

So bietet das Barfußlaufen nicht nur eine vorzügliche Fußsoh- *Barfußlaufen*
lenmassage, sondern auch ein Luft-Fußbad, im Sommer sogar ein Luft-Sonnenbad: im Garten, auf der Terrasse, der Wiese, dem Waldweg. Mit kurzen Versuchen beginnen und ganz vorsichtig steigern nach eigenem Ermessen. Es muss ja nicht gleich ein Stoppelfeld sein! Es kann für den Anfang schon von Erfolg sein (vor allem für ältere Menschen), wenn man täglich für kurze Zeit barfuß in Gesundheitssandalen läuft.

Wenn man lange nicht mehr barfuß gelaufen ist, kostet es anfangs schon etwas Überwindung, aber dafür bekommt man ein ganz neues Empfinden für die eigenen Füße, das Körpergewicht und das Gleichgewicht. Unabhängig vom Wetter kann man jeden Tag in gut durchwärmten Räumen einige Minuten barfuß laufen, vorzugsweise auf einer weichen Unterlage (Teppich, Kokosmatte). Die Füße sollten nicht kalt werden!

Wie viele Menschen hätten heute aufgrund ihrer Wohnsituation *Tautreten* die Möglichkeit, frühmorgens unmittelbar aus ihrem Wohnbereich heraus in taufrisches Gras oder in frischen Schnee zu treten! Dennoch wird das Tautreten, diese vorzügliche Methode zur Kreislaufanregung, kaum wahrgenommen. Dabei kostet es nur zirka zwei bis fünf Minuten Zeit, das Laufen im Schnee nur zirka eine halbe Minute. Voraussetzung ist allerdings, dass die Füße vor der «kalten Begegnung» warm sind oder warm gelaufen werden; auch sollte man sich während des Taulaufens angemessen bewegen (also nicht «Taustehen» machen). Abschließend werden die Füße nur ganz leicht getrocknet und trockene Strümpfe angezogen, am besten Naturwollsocken. Nun ein paar Minuten in der Wohnung, am besten auf einem Teppich herumlaufen.

Der Lohn für diese kleine Mühe zeigt sich ziemlich schnell. Es tritt eine wohlige Wärmeentwicklung in den Füßen ein mit einer damit verbundenen besseren Durchblutung und einer Belebung des Stoffwechsels.

Und das berühmte Wassertreten? Fast jeder weiß, was unter dem Begriff «Wassertreten» zu verstehen ist, und auch, dass Pfarrer Kneipp diese Anwendung populär gemacht hat. In den Prospekten der Kurorte sehen wir strahlend durch die Wasserbecken watende Kurgäste abgebildet, in allen Kneipp-Schriften und in vielen Gesundheitsbüchern und -vorträgen wird davon gesprochen, und manchmal entdeckt man bei Fahrten und Wanderungen den Wegweiser Kneipp-Wassertretbecken. Ja, es bedarf oftmals vieler Impulse, bis man selbst zur Tat schreitet! Für unsere «Stadtfüße» ist das schon eine Herausforderung. Aber das Gefühl, das man nach so einer «Wanderung» in den Beinen hat, ist kaum zu beschreiben: Man spürt die Frische, die aufsteigende Wärme, den Blutstrom, eine Leichtigkeit und Beschwingtheit in den Beinen und eine wohlige Müdigkeit im ganzen Körper.

Das Wassertreten bleibt nun keineswegs auf die Sommermonate und auf vorhandene Tretbecken beschränkt, sondern kann jederzeit zu Hause in der Badewanne, in der Duschwanne oder notfalls in zwei Fußbadewannen durchgeführt werden. Die Wasserhöhe ist nach Pfarrer Kneipp mit zwei Drittel der Wadenhöhe beziehungsweise eine Handbreit unter dem Knie angegeben; nach Professor A. Brauchle reicht es, wenn man handhoch kaltes Wasser in die Wanne einfließen lässt. Bis zu 30 Sekunden sollte nun im Wasser der «Storchengang» geübt werden. Die Wassertemperatur beträgt ca. 15 bis 18 °C. Bei jedem Schritt hebt man das Bein aus dem Wasser heraus, damit die Luft an Haut und Fußsohlen gelangen kann. Nach Beendigung das Wasser nur mit den Händen von den Beinen abstreifen, über die noch feuchten Füße trockene Wollstrümpfe anziehen und durch rasches Gehen (im Zimmer) für Erwärmung sorgen. Je nach körperlicher Konstitution tritt als Reaktion eine starke Wärmebildung oder ein Kältegefühl auf. Bei Letzterem unbedingt für gute Nachwärmung sorgen. Ziel ist ein angenehmes Wärmegefühl! Wie bei allen Wasseranwendungen müssen auch beim Wassertreten die Gefäße in den Beinen «lernen», auf diesen Reiz zu antworten. In diesem Sinne ist das Wassertreten ein geeignetes «Gefäßtrainingsmittel». Sebastian Kneipps Grundsatz lautet: Nie kaltes Wasser an einen kalten Körper! Also auch für ausreichende Vorerwärmung sorgen! Chronisch kalte Füße, Krampfaderbildung, Stauungen im Leib, Blutandrang nach dem Kopf sind nur einige der Indikationen, die für das Wassertreten sprechen. Übrigens: Am Abend durchgeführt, ist es für viele Menschen ein gutes Schlafmittel!

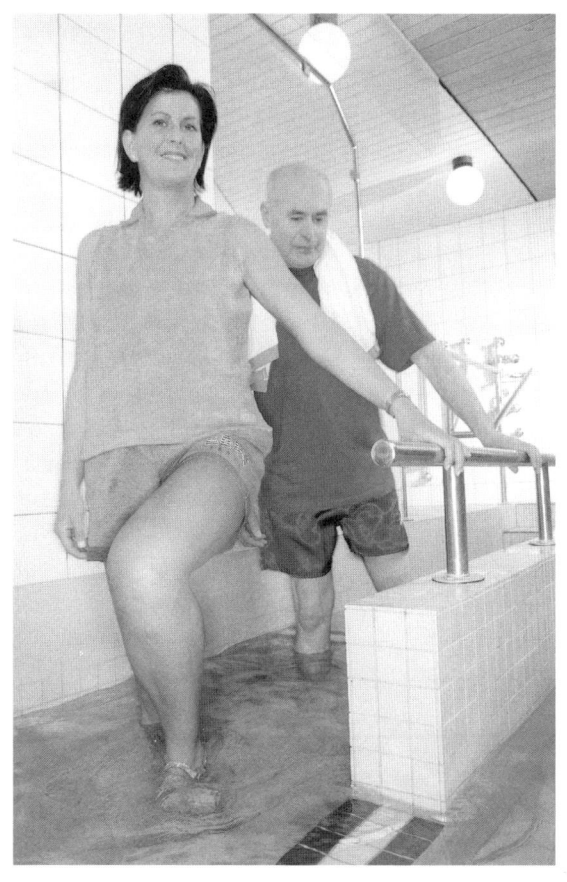

Abb.15: Wassertreten

Die tägliche und die regelmäßige Fußpflege

Die tägliche Fußpflege

Bürstenmassage morgens — Die tägliche Fußpflege beginnt bereits morgens mit einer Trockenbürstenmassage von «Kopf bis Fuß». Geeignet sind eine Massagebürste mit Naturborsten, ein Massagehandschuh aus Sisal, Aloefaser oder Luffagewebe. Bei Abneigung gegen Bürstenstriche versucht man zur Eingewöhnung ein grobes Frotteehandtuch zu verwenden. Daran schließt sich die Körperabwaschung oder das Duschbad an. Füße und Beine reibt man zum Schluss mit einem kalten Waschlappen ab oder überbraust sie ganz kurz mit kaltem Wasser: Duschstrahl an der Außenseite des Fußes vom Knöchel zum Oberschenkel aufwärts, auf der Innenseite wieder abwärts führen. Füße gut abtrocknen, vor allem auch zwischen den Zehen!

Fußcreme — Durch die tägliche Anwendung einer Fußcreme (Weleda Fußbalsam, Dr. Hauschka Rosmarin-Fußbalsam) kann so manches Fußhautproblem verhindert beziehungsweise gelindert werden, und die belebende Wirkung ist lang noch spürbar.

Fußdusche abends — Bei wenig Zeit: Eine Wohltat besonderer Art ist es, die Füße vor dem Zubettgehen wenige Sekunden unter den kalten oder warmen Wasserstrahl zu halten. Abschließend kräftig trockenreiben.

Gegen kalte Füße — Kalte Füße vor dem Zubettgehen unbedingt noch mit einigen Tropfen Massageöl durchkneten und eventuell Socken aus naturbelassener Wolle oder Bettschuhe aus Angorawolle anziehen. Auch die altbewährte Wärmflasche (mit schützendem Überzug und nicht zu heiß eingefülltem Wasser) ist ein hervorragendes Hilfsmittel. Worte wie «Verweichlichung, unmännlich, altmodisch» sind hier absolut fehl am Platze! Schlaflose Stunden, die durch kalte Füße verursacht sind, könnten durch diese Maßnahmen verhindert werden. Hervorzuheben ist außerdem die unterstützende und positiv anregende Wirkung auf den Wärmehaushalt im Stoffwechsel-Gliedmaßen-System bis hin in die Tätigkeit der Verdauungsorgane und der Unterleibsorgane, insbesondere der Frau.

Regelmäßige Fußpflege
Zur regelmäßigen Fußpflege zählt man
- das ausgiebige Fußbad, ein- bis zweimal wöchentlich mit anschließender Fuß- und Beinmassage durchgeführt
- die Fußnagelpflege
- die Hornhaut- und Hühneraugen-Entfernung
- die kosmetische Fußpflege (Haarentfernung, Abdeckung blauer Flecken, Nagellackierung etc.).

Kalte Fußbäder sind ein ausgezeichnetes Mittel zur Abhärtung. Sie wirken der weitverbreiteten Fußmüdigkeit (auch bei angeschwollenen Fußknöcheln nach langem Stehen) entgegen und sind zur Bekämpfung nervöser Schlafstörungen sehr empfehlenswert. Eine halbe bis eine Minute dauert die Anwendung, die nur bei gut durchwärmten Füßen durchgeführt werden soll. Wie schon bei dem Abschnitt «Tau- und Wassertreten» erwähnt (siehe S. 79f.), gilt der Grundsatz: Nie kaltes Wasser an einen kalten Körper! Ist diese Vorbedingung nicht erfüllt, muss zuerst für eine Erwärmung durch Massagen, Wärmflasche, warmes Fußbad und so weiter gesorgt werden. Nach dem kalten Fußbad streift man das Wasser von der Haut ab und lässt die Füße durch Bewegung, zum Beispiel auf dem Teppich, «lufttrocknen», bis eine wohltuende Durchblutung und -wärmung einsetzt. *Kaltes Fußbad*

Warme Fußbäder sind die gebräuchlichste und beliebteste Anwendungsform. Die Wassertemperatur wählt man zwischen 36 und 38 °C, gibt einen entsprechenden Badezusatz (Rosmarin-, Fichtennadel-Bademilch, Kastanienbad von Weleda, Dr. Hauschka Salbei Bad) bei und badet die Füße etwa 10 bis 20 Minuten. Mit einer kurzen kalten Abwaschung, Trockenrubbeln und Einreiben eines Pflegepräparates (Weleda Massageöl mit Arnika, Calendula-Hautöl, Dr. Hauschka Schlehenblüten Körperöl, Fußbalsam) schließt man ab. *Warme Fußbäder*

Macht das tägliche Duschen ein Fußbad überflüssig? Ein Test zeigt den Unterschied: Das warme Fußbad dient vor allem der Entspannung, Durchwärmung und Reinigung. Gönnt man sich aus «Zeitmangel» diese Wohltat nicht viel zu selten? Dabei ist es wie so oft nicht eine Frage der Zeit, sondern des richtigen Planens. Viele Tätigkeiten wie Näh-, Bastelarbeiten, Lesen, Musikhören, Fernsehen lassen sich sehr gut mit einem Fußbad kombinieren. Selbstverständlich darf man nicht mit elektrischen Geräten hantieren, wenn die Füße in der Fußbadewanne stehen!

Das ansteigende Fußbad

Beim ansteigenden Fußbad bezieht sich das Wort «ansteigend» auf die Wassertemperatur und nicht auf die Wasserhöhe. Ausgehend von einem 35 bis 37 °C warmen Wasser wird durch Zugießen von heißem Wasser langsam innerhalb von ca. 10 bis 15 Minuten die Temperatur auf 40 bis 42 °C erhöht. Etwa 5 Minuten verweilt man auf dieser Höchsttemperatur, bis sich die gewünschte Wärme in den Füßen gebildet hat. Abschließend frottiert man die Füße schnell trocken, bürstet eventuell mit einer trockenen Bürste nach, ölt oder cremt ein, zieht warme Strümpfe an oder sorgt durch Bewegung oder Bettruhe für gute Warmhaltung der Füße.

Langsam *ansteigende Fußbäder* wirken mild, wenn sorgfältig auf die Temperatur geachtet wird. Deshalb ist ein Badethermometer ein wichtiges Badezimmerutensil. Während des Bades erweitern sich die Haut- und Muskulaturgefäße ganz allmählich und leiten das Blut aus dem Körperinnern ab, locken es in die Peripherie. Zu beobachten ist auch eine Vertiefung der Atmung, die Blutfließgeschwindigkeit steigt, und der Rückstrom des venösen Blutes wird angeregt.

Das ansteigende Fußbad ist vorzugsweise bei chronisch kalten Füßen, chronischer Obstipation (Verdauungsschwäche), krampfartigen Unterleibs- und Menstruationsbeschwerden und bei einer beginnenden Erkältung zu empfehlen.

Das Wechselfußbad

Die Durchführung des viel gepriesenen Wechselfußbades scheitert meistens am Nichtvorhandensein geeigneter Gefäße. Die Anschaffung von zwei Kneipp-Fußbadewannen ist deshalb sehr sinnvoll (Sanitätsgeschäft). In ein Gefäß füllt man warmes Wasser (36 bis 38 °C), in das zweite kaltes Wasser (ca. 12 bis 15 °C), jeweils so viel, dass die Waden bedeckt werden können. Warmem Wasser 1/2 Teelöffel Weleda Rosmarin-Bademilch, dem kalten 1/2 Teelöffel Weleda Citrus-Bademilch zufügen. Zuerst taucht man beide Beine in das warme Wasser und verweilt etwa 5 Minuten. Nun wechselt man für ca. 10 Sekunden in das kalte Wasser über und wiederholt diese Reihenfolge – 50 Sekunden warm, 5 Sekunden kalt bis zu fünfmal, wobei man kalt abschließt. Die Füße abschließend warmhalten, wie dies schon unter «ansteigendes Fußbad» beschrieben steht. Die Wechselfußbäder sprechen sehr intensiv den Kreislauf an, sie sind ein Gefäßtraining und sollten nach Absprache mit einem Arzt auch Bestandteil des Behandlungsplanes bei Venenerkrankungen sein (siehe dort). Wie nach jedem Fußbad sorgfältig – vor allem in den Zehenzwischenräumen – abtrocknen, ein Pflegepräparat auftragen und bei Neigung zu feuchten Füßen einen aufsaugenden Körper-/Fußpuder verwenden (z.B. Weleda Calendula-Kinderpuder, Dr. Hauschka Seidenpuder).

Grundsätzliche Hinweise zu Wasseranwendungen finden sich im Kapitel über das Badezimmer.

Mit täglich 0,05 Millimeter Wachstum wachsen die Fußnägel nur etwa halb so schnell wie die Fingernägel. Alle 14 Tage, möglichst nach einem Fußbad, kürzt man die Fußnägel mit einer Spezialzange und feilt nach (Nagelecken entschärfen). Im Gegensatz zum Fingernagel werden die Zehennägel gerade, das heißt nach innen nur leicht gewölbt, geschnitten. Damit kann dem schmerzhaften «*Einwachsen*» *der Nägel* ins Nagelbett vorgebeugt werden. Es handelt sich hier nicht, wie oft angenommen, um einen Nagel, der ins Fleisch einwächst, sondern um das überstarke Andrücken des Nagelrandes an den Nagelwall. Dabei bohrt sich der Nagelrand in den Nagelfalz ein, was zu Hautverletzungen mit Entzündung und Eiterung führen kann.

Die Fußnagelpflege, Pediküre

Bei ersten Anzeichen einer drückenden Nagelecke sofort kleinste Wattestreifchen mit einem spitzen Gegenstand (z.B. Zahnstocher) behutsam unter den Nagelrand stecken (Watte kann mit Weleda Heilsalbe oder Weleda Calendula-Babycreme oder Sano Calendula-Balsam bestrichen sein). Bei der Ursachenbeseitigung ist neben dem sorgfältigen Schneiden und Feilen der Nägel vor allem an den Druck zu enger oder zu spitzer Schuhe und zu flacher, also am

Nagel aufliegender Schuhkappen zu denken. Bei übereinander oder zu eng aneinander liegenden Zehen können kleine «Zehenkeile» (Dr. Scholl) Hilfe bringen. Bei wiederholt auftretenden Beschwerden oder anderen Nagelveränderungen, zum Beispiel «dikken Nägeln», sollte man sich an eine in medizinischer Fußpflege geschulte Fachkraft wenden.

Nagelpilzerkrankungen werden im Buch von Lüder Jachens (siehe Literaturhinweise) ausführlich besprochen.

Da die Zehennägel im Allgemeinen nicht so schnell «Schmutzränder» zeigen wie die Fingernägel, wird die Nagelreinigung oftmals vernachlässigt. Es sind hier vor allem Sekrete der Talg- und Schweißproduktion und abgestoßene Hornzellen, die zu Geruchsbildung und Verhärtung unter dem Nagelrand führen können. Dadurch kann das Wohlbefinden der Füße erheblich beeinträchtigt werden.

Speziell für die Nagelpflege gibt es das Dr. Hauschka Neem-Nagelöl, das unter den Nagelrand, in den Nagelfalz, auf den Nagelmond und auf die Nagelplatte aufgetupft und in Richtung Nagelwurzel massiert wird. (Es eignen sich auch gut das Weleda Calendula-Hautöl und Sano Johanniskrautöl.)

Hornhaut-Entfernung

Auf den Zehen, auf der Fußsohle, unter dem Vorderfuß, am Fersenrand bildet sich bei manchen Menschen eine verdickte Haut, die Hornhaut oder Schwiele. Da die Schwiele anfangs selten Schmerzen verursacht, hält man sie häufig eher für einen störenden Schönheitsfehler.

Einerseits ist die Veranlagung zur verstärkten Hornhautbildung die trockene Haut (eventuell in Verbindung mit Vitamin-A-Mangel). Diese Disposition wirkt sich dann an besonders belasteten Körperpartien, zu denen der Fußbereich gehört, aus – als Folge von andauerndem Druck oder ständiger Reibung auf die Haut durch unpassendes, unphysiologisches Schuhwerk oder zu enge Strümpfe. Andererseits wird durch Fußdeformitäten (z.B. Senkung des Quer- und Längsgewölbes) oder bereits versteifte Fußverformungen ein innerer Druck auf die Gewebe ausgeübt. Die Schwielenbildung ist zunächst eine Schutzreaktion des Körpers auf diesen unnatürlichen Druck und steigert sich mit dem äußeren Druck. Deshalb: Solange die Ursachen nicht beseitigt sind, bildet sich die Hornhaut immer wieder.

Behandlung: Bei rechtzeitigen und regelmäßigen Maßnahmen lassen sich unnatürlich starke Verhornungen am Fuß vermeiden. Beim Fußbad oder im Vollbad erweicht sich die Hornhaut auf Zehen, an Ferse oder Fußsohle und lässt sich leicht mit einem Bimsstein unter Wasser abschleifen. Eine starke hornhauterweichende Wirkung haben Seifenbäder in konzentrierter Form. (Reine geschabte Kernseife oder reine Seifenflocken in heißem Wasser auflösen.) Auch Hornhautraspeln und -feilen aus Keramik helfen weiter, jedoch muss dabei der Fuß trocken sein.

> *Vorsicht!*
> Bitte keine Rasierklingen zum Hornhaut-Entfernen verwenden. Auch die so praktischen Hornhauthobel sind für die Eigenbehandlung ungeeignet. Sie gehören in die Hand von in Fußpflege ausgebildeten Personen. Die Verletzungsgefahr wird meistens nicht richtig eingeschätzt, und die schmerzhaften Folgen sind langwierig. Ebenso muss bedacht werden, dass jeder Millimeter zuviel entfernte Schwiele das gehen stark beeinträchtigt, denn das «natürliche Schutzpolster» darf keineswegs entfernt werden.

Dies gilt sinngemäß auch für das Hühnerauge, einer Abart der Schwiele, die jedoch im Gegensatz zur flächenhaften Erscheinung der Schwiele an der punktförmigen Begrenzung, spitz, dornförmig in die Oberhaut hineinragend, zu erkennen ist. Es gibt Hühneraugen, in denen sich sogar mehrere Dorne bilden können, sozusagen ein Hühneraugen-Dornenring!

Hühneraugen-Entfernung

Da das Hühnerauge bis in die Knochenhaut vordringen kann, bereitet es erhebliche Beschwerden, besonders bei feuchter Witterung oder bei Neigung zu vermehrter Fußschweißabsonderung, da die Verhornungen zu quellen beginnen. Setzt eine Behandlung nicht sofort ein, bilden sich häufig sehr schmerzhafte Entzündungen bis hin zu Eiterungen!

Bei nicht zu tief liegenden Hühneraugen wird man zu Hühneraugenpflaster oder Hühneraugentinktur greifen, wenn das Abtupfen mit Essig oder einer Boraxlösung keine Wirkung zeigt (gesunde Haut mit Salbe abdecken, z.B. Babycreme). Ansonsten wird in einer Fußpflegepraxis der «Dorn» fachmännisch herausgebohrt.

Das Hühnerauge ist kein Schönheitsfehler, sondern eine ernst zu nehmende krankhafte Veränderung. Bei immer wiederkehrender Schwielen- und Hühneraugen-Bildung sollte ein Facharzt für Orthopädie zu Rate gezogen werden.

Blaue Flecken

Blaue Flecken, die man sich am häufigsten an den Beinen zuzieht, sind mit einer Arnika-Kompresse (Weleda Arnika-Essenz 1 : 10 verdünnt) am besten zu behandeln. Zur Nachversorgung Weleda Arnikasalbe 10 % sanft einmassieren und mehrere Tage hintereinander wiederholen. Als «apropos-Hilfe» eignet sich zum Wegtupfen der Flecken ein Make-up-Korrekturstift (z.B. Börlind Abdeckstift).

Kosmetische Fußpflege

Unter dieser Überschrift sind nun verschiedene Maßnahmen am Fuß zusammengefasst, die zwar keinen Einfluss auf die Fußgesundheit ausüben, jedoch unter ästhetischen Gesichtspunkten ihre Berechtigung finden.

Depilation / Haarentfernung

Viele Menschen (insbesondere Damen) empfinden stark bzw. dunkel behaarte Beine störend und seelisch belastend. Dies ist im Hinblick auf die Beinfreiheit in der Mode auch verständlich.

Für die Haarentfernung stehen folgende Methoden zur Auswahl: Rasur, Zupfen, Abrisswachs, Abschmirgeln und chemische Haarentfernung, Bleichung und die Epilation. Jede dieser Methoden hat ihre Vor- und Nachteile:

- *Rasur:* Schnelle und schmerzlose Entfernung;
  jedoch wächst das Haar erfahrungsgemäß nach der Rasur kräftiger nach, es wird stoppeliger und rauer.

- *Zupfen:* Bei leichter und mittelstarker Behaarung kann man sehr gut mit der Pinzette arbeiten. Da das Haar dabei sehr gründlich entfernt wird, dauert es einige Wochen, bis es wieder nachwächst. Am leichtesten fällt das Auszupfen nach dem Bad. Schmerzlindernd wirken das Spannen der Haut und ein schnelles Herauszupfen in Wuchsrichtung.

> Haare auf Muttermalen, Leberflecken, Pigmentnaevi dürfen nicht ausgezupft werden, da durch die Reizung ein beschleunigtes Zellwachstum (Zellentartung) zu befürchten ist.

- *Abrisswachs:* Angeboten werden Kaltwachs- und Warmwachspräparate. Bei sorgfältiger Beachtung der Gebrauchsanweisung kann diese Methode ohne Schwierigkeiten selbst durchgeführt werden.
  Nachteil: Das Abziehen des Wachsstreifens von der Haut ist nicht ganz schmerzlos. Sie werden sich an das Entfernen eines festsitzenden Pflasters erinnern! Deshalb mit einem kurzen kräftigen Ruck gegen die Wuchsrichtung, also gegen den Strich abreißen.
- *Abschmirgeln:* Wie auch bei der Rasur wird das Haar nur bis auf das Hautniveau entfernt, das heißt, es wächst relativ schnell wieder nach. Bei empfindlicher und trockener Haut kann es leicht zu einer Hautreizung kommen. Für mechanische Entfernung der Haare dient auch der Bimsstein. Die betreffenden Stellen werden mit angefeuchtetem Bimsstein in kreisförmigen Bewegungen abgerieben.
- *Chemische Haarentfernung:* Mit einem Spatel wird die Crememasse auf die Haut aufgestrichen. Die Gebrauchsanweisung muß strikt beachtet werden! Die haarlösende Wirkung beruht auf einem chemischen Prozess, wobei die Struktur des Haares aufgeweicht und bis in den Anfang der Haarwurzel zerstört wird. Schon nach wenigen Minuten kann man die Haare mit einem Spatel von der Haut entfernen. Gründliches Nachwa-

schen ist erforderlich, da die Ätzwirkung aufgehoben werden muss. Ratsam ist die chemische Methode nur in Ausnahmefällen, wenn die Behaarung sehr kräftig ist und auf die Wachsentfernung zu empfindlich reagiert wird.

- *Bleichung:* Eine Möglichkeit, auch wenn sie etwas langwieriger ist, wäre die Bleichung der störenden Haare mit 10%igem Wasserstoffsuperoxyd. Die Haare fallen zunächst nicht mehr so auf, werden nach einigen Tagen brüchig und fallen aus.
- *Epilation:* In Kosmetikinstituten wird von speziell geschulten Kosmetikerinnen mittels einer elektrischen Nadel das Haar bis in die Haarpapille zerstört; es kann nicht mehr nachwachsen. Nachteil: Mehrere «Sitzungen» sind nötig; das Verfahren ist nicht ganz schmerzlos und manchmal ohne Erfolg.

Nachbehandlung bei Haarentfernung

In jedem Fall ist die Nachbehandlung wichtig: Haut zunächst mit lauwarmem Wasser abwaschen, dann eine kalte Kompresse (in kaltes Wasser getauchtes und wieder ausgedrücktes Handtuch) auflegen und abschließend die Haut mit einer Fettcreme (z.B. Weleda Hautcreme oder Mandel-Gesichtscreme, Dr. Hauschka Rosenbalsam, Sano Calendula-Balsam) pflegen. Im Bereich der Unterschenkel, die in der Talgversorgung immer benachteiligt sind, ist dies besonders wichtig, damit Hautreizungen von vornherein vorgebeugt werden kann. Bei sehr empfindlicher Haut ist die Anwendung einer Maske äußerst wirksam (Weleda Mandel-Gesichtsmaske laut Gebrauchsanweisung auftragen).

Lackieren der Fußnägel

Unter strengen Gesichtspunkten ist das Fußnägellackieren ein Widerspruch zur reinen Naturkosmetik. Dennoch sollte man hier die Grenze nicht so eng ziehen. Wenn eine Frau – nicht zuletzt durch den Nagellack – Freude an ihren gepflegten Füßen empfindet und dies dazu beiträgt, dass sie der Fußpflege viel Beachtung schenkt, ist das viel entscheidender als der Verbrauch von einem Fläschchen Nagellack im Jahr!

Venenerkrankungen – Venenpflege

Venenerkrankungen treten in den letzten Jahrzehnten besonders häufig auf und bereiten etwa jedem zehnten Erwachsenen erhebliche Beschwerden. Schon in der Antike kannten Ärzte Venenleiden, doch es dauerte noch über 2000 Jahre, bis man den Zusammenhang zwischen Blutstauungen und erweiterten Beinvenen sowie den daraus sich entwickelnden Blutgerinnseln (Thromben) und deren Verschleppung in die Lungengefäße verstand.

In unserem Kreislaufsystem unterscheiden wir zwei Arten von Blutgefäßen, die Arterien und die Venen. Sauerstoffreiches Blut fließt von der linken Herzkammer in den Arterien bis in die kleinsten Kapillaren und versorgt jede Zelle von der Haarwurzel bis in den kleinen Zeh, ja selbst die Venen, mit lebensnotwendigen Nähr- und Wirkstoffen. In den Venen wird sauerstoffarmes, kohlensäurereiches, sogenanntes schlackenhaltiges Blut zur rechten Herzkammer geführt und gelangt dann in den Lungenkreislauf. Die Kohlensäure wird abgegeben und das Blut mit frischem Sauerstoff beladen; es fließt zur linken Herzvorkammer, den Kreislauf von neuem beginnend.

Der Blutkreislauf

Abb. 16: Venenpumpe

Von größter Bedeutung ist der Zusammenhang mit der Atmung. Zwerchfell und Rippenmuskeln vermögen bei der Ausatmung auf das Venenblut eine emporsaugende Kraft auszuüben. Neben dem Transport sorgen die Venen auch für die Bereitstellung der nötigen Blutmenge für das Herz, die sehr differenziert ist, je nach Arbeitsleistung beziehungsweise Ruhezustand.

Wenn man nun bedenkt, dass etwa 85 Prozent unseres gesamten Blutvolumens in den Venen fließt, gewinnt der elastische und gut dehnbare Zustand unserer Venen besondere Bedeutung.

Unterschied zwischen Venen und Arterien
Von den Schlagadern (Arterien) unterscheiden sich die Venen durch ihre dünneren, weniger starren Wände und dadurch, dass die Innenwände der Venen der unteren Körperhälfte mit Venenklappen ausgestattet sind. Diese können sich schließen und dadurch verhindern, dass bereits emporgestiegenes Blut wieder zurückfließt und es zu einem Rückstau kommt, denn es muss die natürliche Schwerkraft überwunden werden. Die Venenwände sind überwiegend aus Bindegewebszellen zusammengesetzt, während die Arterien reichlich Muskelfasern besitzen. Die herzwärtstreibende Kraft in den Beinvenen entsteht durch die Muskeln der Beine, die beim Gehen, Springen, Sporttreiben Druck auf die regelmäßig an- und abschwellenden Venen ausüben. Bei natürlicher Bewegung spannt und entspannt sich die Wadenmuskulatur in rhythmischem Wechsel. Die Venen erweitern sich beim Entspannen der Muskeln, der Druck lässt nach, Blut wird erneut angesaugt und bei der nächsten Anspannung wieder nach oben gepresst.

Ursachen, erste Anzeichen, Entwicklung, Folgen von Venenkrankheiten

Venenerkrankungen sind keine kosmetisch störenden Erscheinungen. Sie sind ernst zu nehmende krankhafte Veränderungen mit unter Umständen nachfolgenden schwerwiegenden Komplikationen, wenn eine aufmerksame, rechtzeitige und regelmäßige Behandlung vernachlässigt wird.

Ursachen
Die Ursachen sind vielfältig. Häufig liegt eine vererbte Veranlagung zur Bindegewebsschwäche und damit die Neigung zur

Krampfaderbildung vor oder ein altersbedingter Elastizitätsverlust der Venenwände. Ursachen können sein hormonelle Einflüsse, zum Beispiel während der Schwangerschaft, eventuell auch bei Einnahme der «Pille», oder krankhafte Veränderungen der Gerinnungseigenschaft des Blutes (Gerinnselbildung), zum Beispiel in der Folge von Operationen oder Verletzungen. Ursächlich wirkt auch unsere moderne Zivilisation entscheidend an diesem Übel der Menschheit mit. Wir ernähren uns nicht richtig, sitzen und stehen zu viel; es fehlt häufig der naturgewachsene Boden; das Schuhwerk entspricht nicht der gesunden Fußform und so weiter.

Fehlt die ungehinderte natürliche Bewegung der Füße und damit die Tätigkeit der Wadenmuskulatur, verlangsamt sich der Rückfluss des Blutes zum Herzen. Blut und Lymphflüssigkeit stauen sich in den Venen, vornehmlich in den Beinen, der Druck auf die Venenwände erhöht sich und eine dauerhafte Erweiterung, die wir als sichtbare Krampfader kennen, ist die Folge. Gleichzeitig erschlaffen auch die so wichtigen Venenklappen, so dass es mehr und mehr zu einer «Versackung» kommen kann.

Die ersten Anzeichen von Venenerkrankungen erscheinen zunächst harmlos: Abends empfindet man ein bleiernes, müdes Gefühl in den Beinen, häufig sind sie heiß, und meistens im Sommer sind auch die Knöchel angeschwollen. Riemen und Schuhfalten zeichnen sich tief in die Haut ein. Über Nacht bilden sich die Ödeme wieder zurück, dafür werden manche Menschen gerade nachts von Wadenkrämpfen (siehe unten, S. 98) geplagt.

Die ersten Anzeichen

Erste Hinweise auf eine durch Stauung überlastete Venenwand sind die pinselartigen Erweiterungen der kleinsten Hautvenen, die «Besenreiser». Der weitere Verlauf einer Venenerkrankung ist davon abhängig, wie schnell sich eine Strömungsverlangsamung und Stauung ausbreitet und in welchem Venenbereich sich die Störung befindet. Bei einer Erkrankung der oberflächlichen Venen entstehen, wie schon angesprochen, Krampfadern oder Varizen. In diesem Fall können die großen tiefliegenden Venen den Ausfall des oberflächlichen Venensystems im Blutrücktransport ausgleichen. Immer aber sind bei besonderer Belastung Venenentzündung und

Thrombose zu befürchten, die wiederum weitere Venenabschnitte und Venenklappen verschließen bzw. zerstören können. Sind Durchblutung und Ernährung der Gewebe auf längere Zeit gestört, entstehen Hautveränderungen und Ekzeme. Greift die Krankheit auch auf die tieferen Venen über, entstehen schwerwiegende Folgen bis hin zur Geschwürbildung.

Vorbeugende, unterstützende, begleitende Behandlungsmethoden

Wie schon zu Beginn des Kapitels angesprochen, sind alle Maßnahmen, die die Fußgesundheit ganz allgemein betreffen, auch angezeigt zur Venenpflege und Venenbehandlung. Entscheidend sind die konsequente Dauerpflege und gewissenhafte Durchführung ärztlicher Verordnungen sowie die regelmäßige Kontrolle durch den Arzt. Mit jeder Behandlungsmaßnahme können zwar der Momentanzustand und das fortschreitende Krankheitsbild gebessert werden; um die Ursachen zu beeinflussen, braucht es jedoch umfassenderer Maßnahmen; zwei besonders wichtige Aspekte seien stichpunktartig aufgeführt.

Ernährung – Körpergewicht

Besonders häufig findet man Venenleiden bei übergewichtigen Menschen, deshalb ist eine vollwertige Ernährung beziehungsweise eine lakto-ovo-vegetabile Kost besonders zu empfehlen: Obst, Gemüse, Vollkornprodukte, Milcherzeugnisse, insbesondere Sauermilchprodukte, und sehr wenig Salz sollten sehr häufig auf dem Speiseplan stehen. Eine regelmäßige und gute Verdauung ist bei dieser Kostform leicht zu erreichen, ebenso das Einpendeln auf das Normalgewicht oder sogar das Idealgewicht. Wertvolle Anregungen zu Ernährungsfragen findet man in den Merkblättern für eine vollwertige Ernährung, die jedes Neuform-Reformhaus gegen eine kleine Schutzgebühr abgibt.

Entwässerung des Körpers

Sehr wichtig ist es auch, dafür Sorge zu tragen, dass der Körper genügend entwässert wird. Neben dem Trinken von Zinnkraut-, Brennessel- und Hagebuttentee liegen bei vielen Menschen gute Erfahrungen mit Weleda Birkenelexier als Trinkkur vor und Teekuren mit Buchweizen und Grünem Hafer. Alle sogenannten «Gefäßgifte» wie Nikotin, Alkohol, starken Bohnenkaffee und starken schwarzen Tee sollte man möglichst meiden! Alternativen: Alkoholfreies Bier, Wein mit Mineralwasser gespritzt, Naturata Getreidekaffee, Demeter-Malzkaffee, leichter Bohnenkaffee, schwacher Schwarztee, Matetee grün oder geröstet, Brombeerblättertee fermentiert, Kakaoschalentee, Rotbuschtee (Massaitee). Neben den meist ärztlich verordneten Medikamenten können geeignete Pflanzensäfte unterstützend eingesetzt werden. Es sind hier ganz besonders die Presssäfte aus Schafgarbe und Weißdorn hervorzuheben, die die Blutzirkulation fördern und Adern und Venen festigen (Schoenenberger im Reformhaus, Florabio in Drogerien).

Hilfreich sind außerdem Kneipp-Kuren, viel Bewegung, atmungsdurchlässige und bewegungsfreilassende Kleidung, Gymnastik, gesundes Schuhwerk (möglichst keine hohen Absätze), Vermeiden von langem Stehen und Sitzen, harmonischer Rhythmus von Ruhe und Bewegung. Tagsüber sollten die Beine öfters hochgelagert, nachts sollte das Fußende des Bettes erhöht werden (zum Beispiel auf 10 cm hohe Klötze stellen oder Keilkissen einlegen, dabei Decke oder Rolle unters Knie legen, damit die Kniekehlen nicht durchhängen!). *Viel Bewegung!*

Eine sinnvolle Muskelbetätigung erreicht man bei allen Bewegungsarten, die in natürlicher und vorsichtiger Weise Bein- und Fußmuskulatur trainieren. Am wichtigsten ist zweifellos das Gehen und Wandern auf naturgewachsenen Böden. Auch der venenschwache Mensch sollte geduldig und zielstrebig wandern, möglichst mit Sandalen – oder sogar zeitweise barfuß –, damit sich die Muskeln stetig kräftigen. Auch Schwimmen und Radspazierfahrten sind sehr zu empfehlen sowie Wassertreten und Tautreten (siehe oben, S. 79f.).

Nicht zuletzt sei erwähnt, wie wichtig es ist, auf das richtige Sitzen zu achten. Erste Regel: Unterseite der Oberschenkel nicht an der Sitzkante mit dem Körpergewicht belasten. Zweite Regel: Füße beim Sitzen nicht übereinander schlagen. Dritte Regel: Füße beim Sitzen nicht frei hängen lassen. Kleine Fußbank / Fußschemel zum Abstützen der Beine verwenden. Bei langem Sitzen und Neigung zu kalten Füßen Wärmflasche oder zumindest Fell unter den Arbeitstisch legen und Füße daraufstellen. *Vom richtigen Sitzen*

Pflegende und unterstützende Maßnahmen

Wasseranwendungen, zum Beispiel Wassergüsse, Trockenbürsten. Empfindliche Venen werden selbstverständlich nicht gebürstet oder massiert. Eine unerlässliche Hilfe sind venenkräftigende Badezusätze und Einreibmittel. Von den vielen guten Präparaten, die hierfür angeboten werden, sind folgende als ganz besonders hilfreich zu nennen:

- Für Bäder – Weleda Kastanienbad für Fuß-, Sitz- und Vollbäder (zu heiße Bäder bei Krampfadern meiden, bei starken Beschwerden nur lauwarme Abwaschungen oder kurze lauwarme Fußbäder), Dr. Hauschka Salbei Bad, Dr. Hauschka Citronen Bad.
- Für Einreibungen – Dr. Hauschka Rosmarin Beinlotion, Weleda Hauttonikum und Weleda Lotio Pruni comp. cum cuprum (apothekenpflichtig) morgens und abends eventuell mehrmals täglich in Richtung Herz in die Beine einstreichen.

Weleda Hauttonikum und Lotio Pruni sind fettfrei, ziehen schnell in die Haut ein, wirken kühlend und kräftigend auf die Venen. Stütz- und Gummistrümpfe können bedenkenlos nach einer Einreibung angezogen werden. Auch bei nächtlichen Wadenkrämpfen sehr hilfreich!

Kompressionsverband

Zugegeben, anfangs glaubt man, damit nie zurechtkommen zu können. Aber das Anlegen eines gut sitzenden Kompressionsverbandes ist eine erlernbare Kunst.

Der Arzt oder dafür ausgebildete Pflegekräfte werden bei Verordnung die «Kniffe» gern zeigen. Wertvolle Ratschläge mit Abbildung der einzelnen Wickelabschnitte finden sich in den kostenlosen Broschüren der Firma Hartmann und Zyma GmbH, die in Apotheken erhältlich sind.

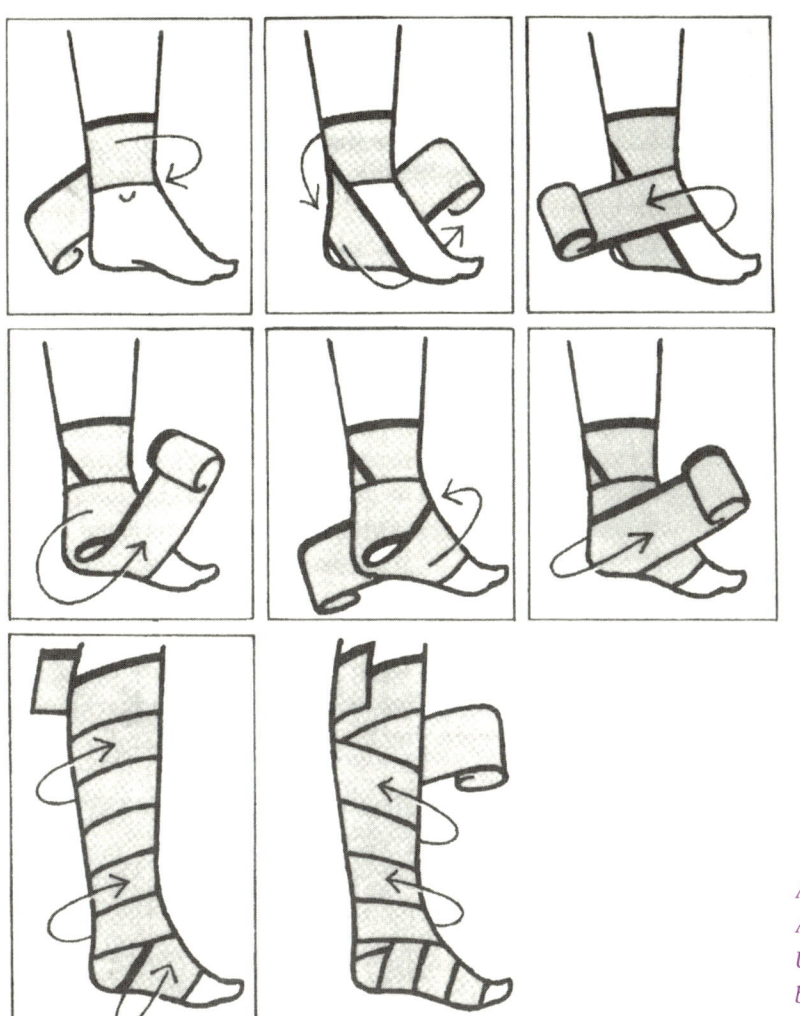

Abb. 17:
Anlegetechnik für
Unterschenkel-
binden gegen
Krampfadern

Wadenkrämpfe

Die plötzlich, vor allem im Liegen auftretenden, recht schmerzhaften Krämpfe können Menschen in jedem Alter belasten. Meistens häufen sich diese Beschwerden jedoch in den mittleren bis älteren Lebensjahren und während der Schwangerschaft.

Soforthilfe Als Soforthilfe hat sich folgender Rat bewährt: Bei der ersten Schmerzempfindung schnell und kräftig den Fuß im 45°-Winkel zum Bein gegen die Fußteilkante des Bettes stemmen beziehungsweise gegen eine Wand drücken. Anschließend die Wade mit beiden Händen durchwalken. Weleda Hauttonikum, Lotio Pruni comp. cum cuprum oder Dr. Hauschka Rosmarin Beinlotion sollte am Nachttisch immer bereitliegen; in beide Beine herzwärts einstreichen, Wollsocken anziehen.

Dauerbehandlung Wadenkrämpfe kann man als Warnzeichen des Körpers ansehen, die darauf hinweisen, dass die Fußgesundheit vernachlässigt wurde. Deshalb heißt im Anfangsstadium das oberste Gebot, alle Maßnahmen zu ergreifen, die der Durchblutung und Kräftigung der Beine dienen.

Zusätzlich und begleitend ist der ausreichenden Versorgung des Körpers mit Magnesium Rechnung zu tragen. Natürliche Quellen dafür sind unter anderem die Süßmandel, die Dattel und Wildreis. Vor dem Schlafengehen drei süße Mandeln ganz musig kauen oder den Speiseplan mit Mandelmus (Reformhaus oder Naturkostladen) bereichern. Mandelmus, eventuell mit etwas Honig vermischt, einige Sonnenblumenkerne darübergestreut, ergibt einen köstlichen Brotaufstrich. Eine weitere Zubereitungsform:

> **Mandelmilch**
> 1/3 heiße Vollmilch, 2/3 heißes Wasser, 4 % Mandelmus, 6 % Milchzucker. Zubereitung von ca. 200 g trinkfertiger Mandelmilch: 8 g Mandelmus, 12 g Milchzucker in 130 ccm heißem Wasser gut durchrühren, 65 ccm heiße Milch zugeben und verrühren sowie durch Sieb gießen.

Bei fortwährenden Wadenkrämpfen sollte unbedingt der Arzt zu Rate gezogen werden. Sie können Hinweise auf ein organisches Leiden sein.

Fuß- und Nagelpilz

Die rapide um sich greifende Verbreitung des Fußpilzes kann man fast schon eine «Volksseuche» nennen. Die Behandlung des Fußpilzes gehört in die Hand des Arztes. Es gibt jedoch eine Reihe von Möglichkeiten, einer Pilzinfektion – und dies gilt allgemein für den Hautpilz – vorzubeugen und auch «Erste Hilfe» durchzuführen. *Fußpilz*

Wir können davon ausgehen, dass sich ein Pilz nur dort ansiedeln und vermehren kann, wo er geeignete Lebensbedingungen findet: Auf einer gesunden intakten Haut kann sich kein Pilz entwickeln. Dies weist uns den richtigen Weg in der Prophylaxe: Erhaltung des biologischen Gleichgewichtes der Haut durch schützende und durchblutungsfördernde Pflegemaßnahmen sowie atmungsaktive Textilien in der Bekleidung. *Auf einer gesunden Haut kann sich kein Pilz entwickeln*

Die Hauptursache fast aller «Entgleisungen» einer gesunden Haut liegt in der heute üblichen Praxis des täglichen Duschens und Waschens mit schäumenden Badezusätzen (Schaumbäder, Duschgels etc.) und dem Einreiben der Haut mit Hautlotionen und Hautcremes, deren kosmetisch-chemische Zusammensetzung undurchschaubar ist und die eine enorme Belastung für die Haut darstellen. *Hauptursache*

Bei Aufenthalt im Schwimmbad, in der Sauna usw. ist es sehr empfehlenswert, vor und nach dem Besuch ein Hautöl in den Zehen einzumassieren, zum Beispiel: *Vorbeugung*
- Weleda Massageöl mit Arnika
- Dr. Hauschka Körperöl
- Diaderma Hautöl
- Speick Hautöl

- Johanniskrautöl vom Kloster-Laboratorium Lorch
- Tautropfen Körperöl.

Das Tragen von Badeschuhen, in Hotelzimmern von Hausschuhen, ist ein zusätzlicher Schutz, der nur das Tun kostet!

Vor dem ständigen vorbeugenden Gebrauch von Fußsprays mit Desinfektionsmitteln sei gewarnt! Sie sollten dem Notfall vorbehalten bleiben. Die gesunde Hautflora wird dadurch so empfindlich gestört, dass eine Pilzinfektion oder ein Hautekzem schon vorprogrammiert sind.

Erste Hilfe bei Anzeichen einer Pilzinfektion

Einen Wattebausch mit verdünntem Obst- oder Apfelessig tränken und die juckenden Stellen mehrmals täglich abtupfen oder 1 Tropfen reines Teebaumöl auftragen. Ist die Flüssigkeit verdunstet, dann leicht mit Weleda Calendula-Kinderpuder oder Dr. Hauschka Seidenpuder abstäuben. Ist der Befall zwischen den Zehen, sollten Sie im Wellengang um die Zehen herum einen dünnen Schaumstoffstreifen legen. Nun die Füße möglichst luftig einpacken (wenn möglich offene Sandalen tragen) und täglich Baumwoll- beziehungsweise Wollstrümpfe wechseln, keine Synthetikstrümpfe tragen! Fußbad (nicht zu heiß) täglich mit Weleda Rosmarin-Bademilch, Dr. Hauschka Salbei Bad oder Eichenrinde-Extrakt.

> Zeigt sich bei dieser Behandlung innerhalb einer Woche keine Besserung, ist der Weg zum Arzt unerlässlich.

Es ist zu bedenken, dass Pilze eine sehr hartnäckige Natur haben, über viele Monate quälende Beschwerden verursachen und sich auch auf andere Hautgebiete ausbreiten können. Und außerdem wird man zur Quelle neuer Ansteckung für andere Menschen! Weitere Informationen bietet das Buch von Dr. Lüder Jachens (siehe Literaturhinweise).

Nagelpilzinfektion

Die Nagelpilzinfektion bedarf fast immer einer ärztlichen und medizinisch-fußpflegerischen Behandlung. Die befallene Stelle des Nagels wird vorsichtig abgetragen bis auf die gesunden Haut- und Nagelteile. Ärztlich verordnete Tinkturen werden dann regelmäßig aufgetupft. Wenn die Nagelwurzel nicht beschädigt ist, regeneriert sich die Nagelplatte meistens wieder vollständig.

Leider sieht man es immer wieder, dass Menschen einer Nagelpilzinfektion über Jahre tatenlos zusehen und dadurch ein Nagel nach dem anderen befallen wird, was äußerst unansehnlich ist.

Ein Tip vom Kloster-Laboratorium Lorch: Man umwickelt den vom Nagelpilz befallenen Finger- oder Zehennagel einige Nächte mit einem mit Sano Fluid getränkten Wattebausch. Auch zum Desinfizieren der Füße nach dem Schwimmen eignet sich Sano Fluid.

Schweißfüße

Ein Schweißfuß kann in leichter Form auftreten und ist bei regelmäßiger Fußpflege «im Griff» zu halten. Große Probleme für den Betroffenen wie für die Angehörigen bereitet jedoch der starke Schweißfuß, dem meist gesundheitliche Störungen zugrunde liegen. Eine ganzheitliche Behandlungsmethode durch den Arzt oder Heilpraktiker ist unumgänglich. Als die Behandlung unterstützende, begleitende und die Beschwerden lindernde Pflege haben sich folgende Maßnahmen bewährt:

Nieren-Blasentätigkeit milde anregen mit Nieren-Blasenteemischung, Zinnkrauttee, Brennesseltee; Kur mit Weleda Birken-Elixier; Brennesselblätter (frisch, fein zerkleinert) zu pikanten Quarkspeisen verwendet oder zu Kräuterbutter, für Suppen und Brennesselgemüse; Holunderbeerkompott, Schwarze Johannisbeeren frisch oder leicht gedünstet als Kompott; Hirsegerichte, Kresse frisch und als Suppe, Pimpinelle frisch und als Suppe sowie Silicea-Balsam (Neuform-Reformhaus). *Behandlung innerlich*

Zweimal wöchentlich abends ein Vollbad mit Weleda Lavendel-Bademilch bei höchstens 37 °C Wassertemperatur und 15 Minuten Badedauer. *Behandlung äußerlich*

Morgens beide Füße in eine Waschschüssel stellen, die mit Tee (vielleicht schon abends vorbereitet und in einer Thermoskanne warmgehalten) gefüllt wird. Abwechselnd kann man dafür verwenden: Eichenrinde (500 g Eichenrinde in 4 l Wasser kalt ansetzen und 30 Minuten kochen lassen, abseihen, fertig!), Klettenwurzel, Salbeiblätter, Arnikablüten, Tormentillwurzeln, Iriswurzelstock oder den Saft einer ausgepressten Zitrone samt der klein geschnittenen (ungespritzten) Schale mit einem Liter Wasser verdünnt. – Nach ca. 5 Minuten Flüssigkeit von der Fußsohle leicht abtupfen und schnell im Zimmer herumlaufen, bis alle Feuchtigkeit verdunstet ist. Nun wenig Weleda Fußbalsam oder Dr. Hauschka Rosmarin Fußbalsam kräftig in die Füße einmassieren. Dr. Hauschka Seidenpuder oder Weleda Calendula-Kinderpuder fein aufstäuben, insbesondere zwischen den Zehen, Schuhe immer leicht auspudern, Strümpfe anziehen. Verwenden Sie dafür *nur Strümpfe* (oder Socken) aus *reinen Naturtextilien*. Baumwollsocken täglich wechseln und kochen, Seidensocken täglich wechseln und warm waschen. Socken aus *unbehandelter* Schurwolle täglich wechseln, aber *nur* an die frische Luft hängen, Handwäsche bei 30 °C ist ca. jeden dritten Tag erforderlich. Dies gilt jedoch nur für naturbelassene unbehandelte Schurwolle.

Schuhwerk aus natürlichen Materialien Die Auswahl des geeigneten Schuhwerks sollte mit viel Sorgfalt erfolgen. Lederschuhe, Stoffschuhe, Strohpantoffeln, Woll-Filzpantoffeln sind jedem Synthetikmaterial vorzuziehen. Wichtig ist es auch, die Schuhe mehrfach täglich zu wechseln und sie zum Lüften aufzustellen. Wann immer sich die Gelegenheit zum Barfußlaufen ergibt, sollte diese genützt werden. Berufstätige mit kurzer *Mittagspause* können trotzdem etwas für ihr Wohlbefinden tun. Strümpfe und Schuhe zum Wechseln nimmt man mit, ebenso ein kleines Handtuch. In einem Waschbecken Füße kurz unter das kalte Wasser halten, dann einige Tropfen Weleda Rosmarin-Bademilch pur in die feuchte Haut einmassieren, leicht abtrocknen und Fußbalsam einmassieren (praktisch für die Anwendung zwischendurch sind die Weleda Probierpackungen). Zusätzliche Hilfen sind das Weleda Deo-Spray / Citrus Deo-Spray / Iris-Erfrischungstücher und Speick Deodorant.

Für abends ist das Dr. Hauschka Salbei Bad sehr zu empfehlen und im Wechsel dazu eine Zubereitung aus zwei Verschlusskappen Weleda Citrus-Bademilch oder eine Verschlusskappe Weleda Rosmarin-Bademilch in einer Waschschüssel. Beendet wird das Fußbad mit einer kurzen kalten Abreibung aus einer 1:1-Verdünnung Apfelessig/Wasser. Je nach persönlicher Empfindung kann nun zum Einreiben wieder Fußbalsam von Weleda oder Dr. Hauschka verwendet werden oder das Weleda Calendula-Hautöl.

Und abends ein Fußbad

Ein abschließender Hinweis: So selten wie möglich Antitranspirantien verwenden. Sie gerben die Haut und verschließen damit die Porenausführungsgänge; der Schweiß kann nicht mehr austreten. Bestenfalls sucht er sich andere Kanäle. Eine Rückstauung des Schweißes führt auf die Dauer zu erheblichen gesundheitlichen Störungen und Belastungen.

Antitranspirantien?

Im Überblick: Fuß- und Beinpflege

Auf die Gesundheit der Füße sollte man schon von Kindsbeinen an achten: Unsere Füße müssen uns durch unser ganzes Leben tragen. Geeignetes Schuhwerk und warme Füße sind bei Kindern enorm wichtig.

Der Erwachsene kann sich über Fuß- und Reflexzonenmassagen und Fußbäder Wohltuendes, Gesundheitsförderndes und Schmerzlinderndes verschaffen.

Auch die Beine sollten regelmäßig massiert werden; gymnastische und sportliche Betätigung fördert die Durchblutung von Füßen und Beinen. Besondere und vielfach erprobte Wirkung zeigen die verschiedenen Anwendungen der Kneipp-Methode.

Zur täglichen und regelmäßigen Fußpflege gehören nicht nur Bürsten, Massieren, Duschen, Baden und Einreiben von Füßen und Beinen, sondern auch die Pflege der Fußnägel und die Hornhaut- und Hühneraugen-Entfernung.

Die Haarentfernung an den Beinen ist ebenso wie das Lackieren der Fußnägel eine kosmetische Maßnahme, die nicht notwendig, aber verständlich ist.

Besondere Beachtung verdienen alle Anzeichen von Venenerkrankungen. Die Venenpflege ist daher sehr angeraten, und es lohnt sich, alles zur Pflege und Unterstützung der Venentätigkeit in den Beinen zu tun: von der Ernährung, über Bäder bis hin zu Kompressionsverbänden.

Auch bei Wadenkrämpfen, vor allem, wenn sie häufig auftreten, ist Vorsicht geboten.

Wie kann man vielen Krankheiten vorbeugen?
Wie kann man so manche vorzeitige Todesfälle
verhüten?
Man kann allerdings verschiedene Mittel empfehlen,
aber unter allen ragen zweierlei hervor:
Erstens Übung der Körperkräfte und zweitens
Anwendung des Wassers.

Sebastian Kneipp

Das Badezimmer als Gesundheitszentrum

Das Baden war den Menschen der verschieden Kulturkreise schon vor vielen tausend Jahren bekannt. Chinesen, Japaner, Ägypter, Hethiter, Griechen und Römer schätzten das Warmbaden, obwohl sie bereits um die gesundheitsfördernden Wirkungen des Meerwassers und des kalten Wassers wussten. Neben der körperlichen Reinigung und dem damit verbundenen Wohlbefinden sah man noch eine tiefere Bedeutung in dem Waschvorgang. Der dafür bekannte Begriff «Katharsis» weist auf die Vorstellung der Griechen hin, dass die äußerliche Reinigung zugleich auch eine innere nach sich ziehen würde. In den Asklepien und anderen antiken Heilorten war die Badeprozedur üblich, bevor der Kranke sich im Tempelschlaf dem Gott näherte. Alle berühmten griechischen Ärzte, vor allem Hippokrates, waren Freunde der Wasserbehandlung. In der römischen Kaiserzeit entstanden großartige Badeanstalten, wahre Prunkbäder, die Zeugnis davon ablegen, welche Wertschätzung das römische Volk auf das Gepflegtsein und die Körperkultur legte. In ihren Thermen war es auch selbstverständlich, Kräuter für Dampf- und Warmbäder zu gebrauchen.

Das Badezimmer als Gesundheitszentrum

Geschichte der Badekultur 109 / Baden zu Heilzwecken 110 / Wasserqualität und Wassertemperatur 111 / Rund um das Bad 115 / Kalte Bäder 117 / Geschenke der Natur bereichern das Badewasser 118 / Öl-, Sole- und Moorbäder 126 / Im Überblick: Das Badezimmer als Gesundheitszentrum 129

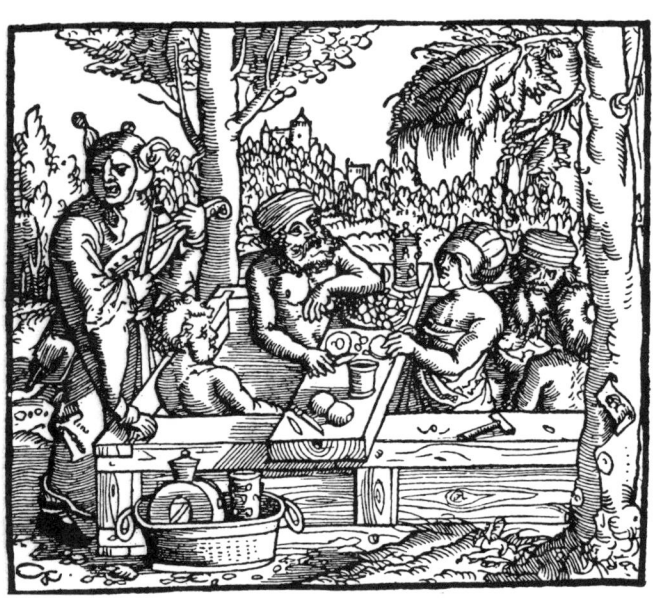

Abb. 18: Badeszene im Mittelalter

Geschichte der Badekultur

In den alten östlichen und mittelländischen Kulturräumen erforderten es die Gesetze der Gastfreundschaft, dem Gast ein warmes Bad anzubieten und ihn mit duftenden Ölen zu massieren, bevor man sich zum gemeinsamen Mahl niederließ. Bei den germanischen Völkern waren die Badestuben sehr viel schlichter. In den separaten Gebäuden standen steinerne Herde, die nach ihrer Erhitzung mit Wasser begossen wurden, damit sie Dampf entwickelten.

Badekultur hat eine wechselhafte Geschichte

Gern und viel wurde auch im Mittelalter gebadet, gemeinsam, aber auch nach Geschlechtern getrennt. Durch das Aufkommen der großen Volksseuchen Syphilis und Pest im späten Mittelalter stellte der Adel um 1600 das Warmbaden völlig ein, und eine hochentwickelte Badekultur geriet in Vergessenheit.

So war in den folgenden Jahrhunderten das Baden verpönt und galt als ungesund. Erste Anfänge einer neuen Wasserheilkunde sind zu Beginn des 18. Jahrhunderts zu verzeichnen durch den Arzt Johann Sigmund Hahn und seine beiden Söhne. In der Fortsetzung verhalfen der deutsche Arzt Christoph Hufeland und begabte medizinische Laien wie Vinzenz Prießnitz und Pfarrer Sebastian Kneipp der Hydrotherapie zu Ansehen und wissenschaftlicher Anerkennung. Erst gegen Ende des 19. Jahrhunderts entstanden wieder Volksbäder, um Bewegung und Körperhygiene zu propagieren. Die Schwimmhallen waren nach Männern und Frauen getrennt, und auch sonst herrschte eine Klassentrennung; Wannenbäder gab es von der ersten bis zur dritten Klasse.

Das öffentliche Badeleben und die private Badezimmersphäre haben sich bis in die Gegenwart immer wieder gewandelt. Das öffentliche Bad wird heute zur Erlebniswelt mit Wasserrutschen, Pools, Sprudelbecken und kostspieligen High-Tech-Raffinessen, das Badezimmer zu Hause wird zum Schönheits-, Entspannungs- und Gesundheitszentrum.

Baden zu Heilzwecken

Die Wiederentdeckung der Arzneipflanze für das Kräuterbaden

Vorwissenschaftliche Erfahrung

Seit den frühen Anfängen der Medizin wurden Bäder zu Heilzwecken verwandt, denn das Wasser galt als gesundheitsförderndes Element. «Was die Kräuter in den Bädern vermögen, kann ich nur loben.» «Selten oder nie verwende ich Warmwasser alleine, stets füge ich Kräuterauszüge hinzu.» So lauten zwei der vielen Lobpreisungen über Kräuterbäder, mit denen Pfarrer Sebastian Kneipp eine Renaissance der Wasserheilkunde einläutete.

Seine Erfahrungen und Erfolge und die jahrzehntelange Weiterführung an vielen Kneipp-Kurorten haben nach und nach auch jene Kritiker überzeugt, die heilkräftige Kräuterbäder für ein Märchen oder bestenfalls für Naturgläubigkeit hielten und ihnen nicht mehr Wirkung zuschrieben als einem duftenden Reinigungsbad.

Wirksamkeit auch naturwissenschaftlich nachgewiesen

Exakte Forschungen der modernen Balneotherapie konnten belegen, warum Kräuterbäder eine kreislaufanregende, atmungserleichternde oder beruhigende Wirkung haben können. So dringen während des Bades Substanzen der Kräuterbäder entweder durch die Haut, oder sie werden über die Atmungsorgane inhaliert, oder sie rufen durch eine Anregung des Geruchssinnes eine seelenstimulierende Wirkung herbei. Diese Bereiche sind nicht exakt voneinander trennbar, sie überschneiden sich und bedingen einander.

Die Untersuchungen im Münchner Balneologischen Institut (siehe Nützliche Adressen) haben ergeben, dass ein dem Badewasser zugegebenes Rosmarinöl über die Haut bis in die Atemwege, die Lunge und ins Blut kam.

Wasseranwendungen dienen der Krankheitsvorsorge

Das größte Organ des Menschen, die Haut, wird ganz umfassend von den vielseitigen Wirkungen eines Vollbades beeinflusst. Durch Warmbäder werden viele Tiefenreize gesetzt, und der gesamte Organismus erfährt in milder Weise eine Steigerung des Stoffwechsels. Wasser hat die besondere Eigenschaft – im Unterschied zu manchen anderen Heilmaßnahmen –, dass es den Körper zu eigener Aktivität aufruft. Werden Kreislauf, Atmung, Hautfunktion und Wärmehaushalt zu wenig gefordert, wie dies in unserer bewegungsarmen Gesellschaft häufig der Fall ist, kann mit Hilfe von Wasseranwendungen teilweise Ausgleich geschaffen werden im Sinne einer echten Krankheitsvorsorge.

So gehören zu den heute eindeutig belegbaren Wirkungen die Anregung des vegetativen Nervensystems und der innersekretorischen Drüsen, die Verbesserung der Sauerstoffsättigung in den oberflächlichen Venen, die Bewegungserleichterung aller Gliedmaßen und die Anregung der Diurese – der Entwässerung – durch den warmen Wasserdruck.

Zusammenfassend kann man sagen, dass die thermalen Reize, insbesondere unter Hinzufügung von Kräutern, eine umfassende, unspezifische, allgemein wirksame, wohltuende Reiztherapie darstellen.

Wasserqualität und Wassertemperatur

Die Wasserqualität

Welche Vorstellung verbinden wir mit «Wasserqualität»? Ist es die Qualität des deutschen Trinkwassers, das den gesetzlichen Vorschriften und den definierten Grenzwerten entspricht? Es ist u.a. entkeimt, entsalzt, dekontaminiert, enthärtet, entsäuert, geschönt. Aber ist es noch Wasser, in dem die Bildekräfte des Lebendigen wirken?

Die Tropfenbildmethode, die Theodor Schwenk (siehe Literaturhinweise) auf Anregung Rudolf Steiners entwickelt hat und die im Forschungsinstitut für Strömungswissenschaft, Herrischried, immer weiter verfeinert wird, kann Wasserqualitäten sichtbar machen. Dies wird deutlich, wenn man Bilder von «Trinkwasser» und solche von reinem Quellwasser einander gegenüberstellt. Die Lebendigkeit des Wassers zeigt sich anhand seines Strömungsverhaltens, an den durchgestalteten Formen.

Die Lebendigkeit des Wassers zeigt sich an seinem Strömungsverhalten

112 *Das Badezimmer als Gesundheitszentrum*

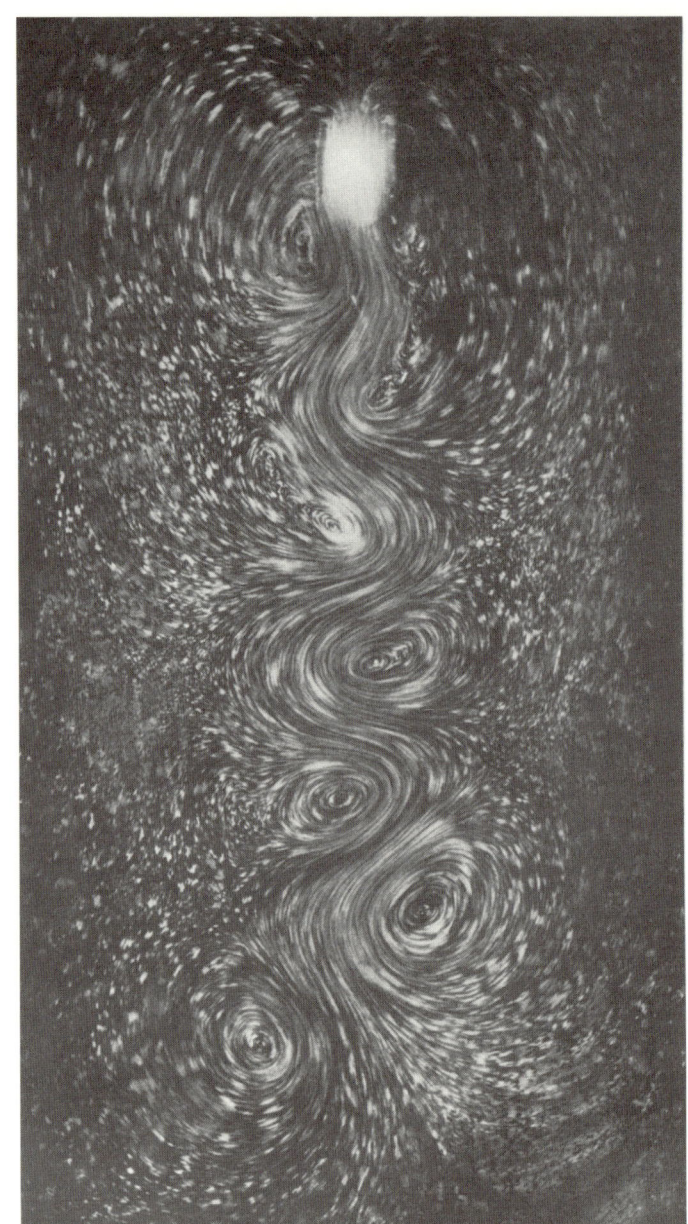

Abb. 19: Struktur einer Wirbelstraße. Zwischen den einzelnen Wirbeln eine mäanderähnliche Strömung. (Aus: Theodor Schwenk, Das sensible Chaos.)

Mit Wasserqualität verbinden wir – Quellwasser. Wem steht noch ein lebendiges Wasser, das frische Quellwasser aus einer unbelasteten Gegend zur Verfügung?

Zur «Wiederbelebung» des Wassers setzt man dem Bad, auch dem Trinkwasser, gern einen Kräuterauszug zu, um ganz bestimmte Funktionen im Organismus anzuregen.

Besonders erwähnenswert sind die umfangreichen Forschungsarbeiten und Umsetzungen der reinen Wasserbehandlung nach dem Hacheney-Verfahren. Mit diesem Wasser-Levitationsverfahren wird durch eine spezielle Verwirbelung des Wassers Bewegungsenergie in den Molekularbereich des Wassers eingelagert. Somit können Strukturschäden am Wasser, die durch die moderne Wassertransporttechnik verursacht werden, etwas kompensiert werden. Das Wasser erhält teilweise seine natürliche Eindringungs- und Lösungsfähigkeit zurück.

Levitiertes Wasser

Das levitierte Wasser erhält man bei den sogenannten Wasserstellen, z.B. im Reformhaus oder über eigene Geräte, die für den Haus- und Praxisbedarf zu erwerben sind (siehe Nützliche Adressen).

Die Wassertemperatur

Wie mit jedem echten Heilmittel, können wir mit Wasser auch schaden, wenn es nicht sachgemäß angewandt wird.

Ein Beispiel dafür ist das zu heiße bzw. das in der Temperatur zu schnell ansteigende Bad. Anstelle einer Ableitung und Entlastung von Kopf, Herz und Atemzentrum kommt es zu einem Wärmeandrang im oberen Menschen und zum Unwohlsein. Andererseits kann ein Zuviel an kalter Wasseranwendung einen nervenschwachen oder sehr feingliedrigen Menschen, der sowieso eine unzureichende Wärmeregulation hat, «auslaugen» und schwächen. Das richtig temperierte Wasser ist in seiner Breitenwirkung auf Haut und Körper kaum zu ersetzen.

Bedeutung des richtig temperierten Wassers

Haut und Wasser haben eine Gemeinsamkeit: die schnelle Wandlungsfähigkeit von Kälte zu Wärme und umgekehrt. Im Organismus ist daran vornehmlich das Hautnervensystem beteiligt, das auf Temperaturveränderungen kräftig reagieren kann mit Gefäßveränderungen und Meldung zu den Nervenzentren im Gehirn. Bei den großen Aufgaben, die die Haut als Körperhülle für den gesamten Wärmehaushalt zu leisten hat, ist die Verbesserung der Durchblutung der Außenbezirke und die Ausbildung von mehr Blutgefäßen besonders bedeutungsvoll.

Belebung des Stoffwechsels

Das Wechselspiel zwischen kaltem und temperiertem Wasser in Form von Bädern, Güssen, Teilbädern, Duschen und Wickeln ist ein regelrechtes Training für die Gefäße, die ihre Reaktionsfähigkeit daran ertüchtigen. Über solche Maßnahmen (das gilt auch für Trockenbürstungen und Öleinreibungen) vermehren sich die Blutgefäße in der Haut, das heißt, eine schnelle Reaktion auf Temperaturreize wird möglich. Mit dem frisch herangeführten Blut tritt eine verbesserte und vollständigere Verbrennung in den Zellen ein, und gleichzeitig wird die Ausleitung von Stoffwechselschlacken gefördert.

Temperierung des Wannenbades

Um den Körper an die Temperatur zu gewöhnen und die Adaption der Blutzirkulation zu erleichtern, sollte man sich langsam ins Wasser setzen. Die Badewassertemperatur richtet sich nach dem Körperempfinden, der Hauttemperatur, der Kreislaufsituation, der Tageszeit und dem therapeutischen Ziel.

Keinesfalls sollte die Einstiegstemperatur zu hoch sein: Im Normalfall gilt als optimal 37 bis 38 °C, knapp über Körpertemperatur; bei kalten Füßen und Kältezonen bis in die Nierenregion 35 bis 36 °C. Nach kurzer Anpassungszeit heißes Wasser zulaufen lassen bis zur angenehmen Wärme, jedoch höchstens bis auf 42 °C steigern (nicht bei Venenleiden, Bluthochdruck, Schilddrüsenfunktionsstörung, Herzkrankheiten – Rücksprache mit Arzt halten).

Für Bäder, die zur Beruhigung der Nerven oder bei überaktiven Menschen zur Schlafförderung beitragen sollen, wählt man etwas kühlere Temperaturen (um 35 °C). Die Temperaturempfehlungen gelten für Voll- und Teilbäder gleichermaßen.

Rund um das Bad

Vor dem Bad

An erster Stelle sollte natürlich die Freude auf das Bad stehen. Ein mit Liebe gestaltetes und «gemütlich» temperiertes Badezimmer sorgt für die nötige Grundstimmung. Wichtig ist eine gründliche Lüftung, damit genügend Sauerstoff den Raum durchflutet, der dann für die Tiefatmung zur Verfügung steht. Da durch den Wasserdruck im Bad in den ersten Minuten die Atmung etwas eingeengt wird, ist es außerordentlich sinnvoll, vor dem Einsteigen einige kurze Atemübungen zu machen. Beim Wassertemperieren Dampfentwicklung vermeiden!

Alle Utensilien bereithalten, in der kalten Jahreszeit für vorgewärmte Handtücher sorgen. Sicherheitsvorkehrungen zu treffen ist keine Marotte, sondern zeugt von Umsicht (Antirutschmatten mit Saugnäpfen, Haltegriff, Badezimmertür nicht absperren, keine Elektrogeräte in Reichweite). Die Badezeit so wählen, dass genügend Abstand zur Hetze des Tages möglich ist. Loslassen und Abschalten gehören ebenfalls zur Vorbereitung auf das Bad.

Eine verstärkte Wirkung aller Kräuterbäder kann erreicht werden, wenn vor dem Bad eine Trockenbürstung durchgeführt wird. Die dadurch angeregte Durchblutung macht die Haut besonders aufnahmefähig für thermische Reize und natürliche Wirkstoffe.

Während des Badens

Während des Badens können kleine Lockerungsübungen – wie Zehen zusammenrollen und strecken, Fuß auf- und abkippen, Fuß um das Fußgelenk kreisen lassen, das ganze Bein gestreckt hochheben und langsam ins Wasser zurückgleiten lassen – auch «seelisch lockern». Dazu zählen auch Atemübungen, vor allem die Bauchatmung (ohne Anstrengung beim Einatmen Bauch heben, beim Ausatmen Bauchdecke sinken lassen).

Die Dauer des warmen Kräuterbades sollte 10 bis 30 Minuten betragen. Gegen Ende dieser Zeit ist die Einwirkung der pflanzlichen Zusätze am intensivsten, da die Poren weit geöffnet sind. Zu langes Baden laugt die Haut aus und fördert die Trockenheit.

Nach dem Bad

Nach dem Bad beobachten wir eine kräftig durchblutete Haut mit stark erweiterten und prall gefüllten Kapillarschlingen. Es scheint, als könnten die feinen, venösen Gefäße, die Venolen, nicht so viel Blut zurückschleusen, wie von den feinen, arteriellen Gefäßen, den Arteriolen, aus den Schlagadern antransportiert wird. Ein Drittel der Gesamtblutmenge zirkuliert dann in der Haut. Der ganze Körperkreislauf, auch die Herztätigkeit, ist von dieser Arbeit betroffen und bewirkt eine tiefere Atmung.

1. Das «kalte Ende»

Jede warme Wasseranwendung sollte stets mit einer kalten Abwaschung oder einem kalten Guss beendet werden. Zur Gewöhnung und zum «Trainieren» der Blutgefäße ist die kalte Abwaschung eine gute Hilfe. Mittels Waschhandschuh oder Badeschwamm, die in kaltem Wasser ausgedrückt werden, bestreicht man die Haut. Mutig lässt man mehr kaltes Wasser über die Haut fließen – ganz kurz! Wer an die kalte Abwaschung gewöhnt ist, wird das Abspülen mit dem flachgedrückten Schlauch (Brausekopf abschrauben) als besondere Wohltat empfinden. Die höchste Steigerung – so die Kenner und in der Hydrotherapie «Abgehärteten» – sei der kalte Vollguss nach Kneipp zum Abschluss des warmen Vollbades.

2. Einreibungen

Die beste Zeit, um ein pflegendes Öl oder eine Körperlotion auf die Haut aufzutragen, ist jetzt unmittelbar nach dem Verlassen des Badewassers, wenn man das Wasser mit den Händen vom Körper abgestreift hat. Die noch feuchte Haut nimmt das Pflegeprodukt besonders gut auf. Dem Thema «Massagen und Einreibungen» ist ein separater Abschnitt gewidmet (siehe S. 131 ff.).

3. Gymnastik

Durch den Wärmereiz und die Wirkung der Heilpflanzen erlebt sich der Mensch nach dem Bad leichter, weicher, elastischer. Deshalb gelingen auch gymnastische Übungen, z.B. Arme schwingen, Hüfte kreisen, Rumpfbeugen etc., müheloser, die Bewegungen sind weniger steif. Unangebracht wäre jetzt ein Fitness-Training, aber einige wenige Bewegungsübungen sind sehr wirkungsvoll.

4. Ruhe

Will man die gesundheitsfördernde Wirkung eines Bades voll auskosten, gilt der Grundsatz: Nach dem Bad, beziehungsweise nach der Gymnastik, mindestens 30 bis 45 Minuten Ruhepause einlegen. In ein angewärmtes Badetuch oder in eine Decke eingehüllt zu ruhen, stabilisiert den Kreislauf und fördert meist auch die Diurese, die ausscheidende Nierenfunktion.

Kalte Bäder

Je kühler das Wasser, desto mehr kommt der Kreislauf in Schwung. Kaltes Wasser schließt die Poren. Die Haut wird gestrafft, Atmung und Durchblutung werden angeregt. Hautfett und Hautfeuchtigkeit werden nicht so stark herausgelöst wie bei heißem Wasser, das heißt, der Hautschutzmantel bleibt besser erhalten (vorausgesetzt natürlich, dass keine Schaumstoffe im Wasser sind). *Vorteile*

Für ein kühles Bad (25 bis 30 °C) reichen 5 bis 10 Minuten, da sonst der Körper zu sehr auskühlt. Bei etwas höheren Temperaturen (30 bis 34 °C) kann die Verweildauer ausgeweitet werden. *Dauer*

Das Haupteinsatzgebiet für kaltes Wasser (12 bis 18 °C) sind die verschiedenen Teil- und Wechselbäder (10 bis 15 Sekunden), Güsse, Wickel, z.B. Fußbäder 10 bis 30 Sekunden, Arm- und Handbäder 20 bis 30 Sekunden, Sitzbäder 5 bis 20 Sekunden, Halbbäder 5 bis 10 Sekunden. Um einen Schock zu vermeiden, taucht man langsam in das Wasser ein.

In jedem Fall aber gilt die Kneipp'sche Grundforderung: «Kaltes Wasser nie an einen kalten Körper!» Der Baderaum soll ausreichend warm sein. Tritt Frösteln oder Unwohlsein auf, muss die Anwendung sofort abgebrochen werden. Ein weiteres Muss ist die nachfolgende rasche Erwärmung durch Bewegung oder Trockenbürstenmassagen, das Warm-Einhüllen und das Nachdünsten im Bett. Kaltes Wasser wirkt durch die Reaktion des Körpers auf den Kältereiz und nicht, wie meistens angenommen wird, durch die Kälte selbst. Entscheidend dafür ist, dass der Körper beziehungsweise die Blutgefäße zur Reaktion fähig sind. *Kaltes Wasser wirkt durch die Reaktion des Körpers auf den Kältereiz*

Durch den Kältereiz steigt der Blutdruck, die Durchblutung wird verbessert, und dadurch erfährt der gesamte Stoffwechsel eine Aktivierung. An der behandelten Körperpartie zeigt sich eine deutliche Hautrötung, die in eine wohltuende Erwärmung übergeht. Der Blutdruck reguliert sich harmonisch.

Geschenke der Natur bereichern das Badewasser

Ob selbst gemachter Kräuteraufguss, Bademilch, Badeöl oder Badesalz, die Auswahl erfolgt nach Belieben, Hautbeschaffenheit oder therapeutischer Erwartung.

Eine durch Anthroposophie erweiterte Pflege wird immer vorrangig das gesundheitliche Bedürfnis des Menschen berücksichtigen, um Einseitigkeiten auszugleichen und eine umfassende harmonische Grundstimmung zu erreichen. Da vor allem das Bad dazu geeignet ist, durchgreifende Impulse zu setzen und fast die gesamte Hautfläche vom Wasser umgeben ist, kommt der Qualität des Badezusatzes große Bedeutung zu. Aus diesem Grund sind Schaumbäder (synthetische Detergentien), Badeperlen (die mindere Ölqualitäten oder Mineralöl enthalten), Inhaltsstoffe wie künstliche Duft- und Farbstoffe, Emulgatoren sowie geschönte Zusätze im Sortiment von Weleda und Dr. Hauschka nicht zu finden.

Badezusätze selbst zubereitet

Die getrockneten oder frischen Kräuter gibt man in siedendes Wasser und lässt sie bei kleiner Flamme ca. 20 Minuten ziehen. Danach absieben und dem Badewasser zufügen.

Eine kleine Auswahl, berechnet für ein Vollbad:

- *Bei nervösen Einschlafstörungen:* Einen Aufguss mit 1 l Wasser und 100 g Baldrianwurzel bereiten oder mit Baldrian-Tinktur nach Anleitung
- *Rheuma, Nervenschmerzen, Schlafstörungen:* 1 Kilogramm Fichtennadeln und Zapfen abkochen
- *Flüssigkeitsstau in den Geweben, beginnende Erkältung, Verkrampfungen:* 200 g getrocknete Heublumen
- *Hautprobleme, Gicht, Rheuma:* Abkochung von einem Büschel Haferstroh in einem großen Topf Wasser

Abb. 20 – 30: Fichte, Melisse, Schachtelhalm (Zinnkraut), Rose, Pfefferminze, Kamille, Baldrian, Weizen, Hafer, Lieschgras, Lavendel

Geschenke der Natur bereichern das Badewasser 119

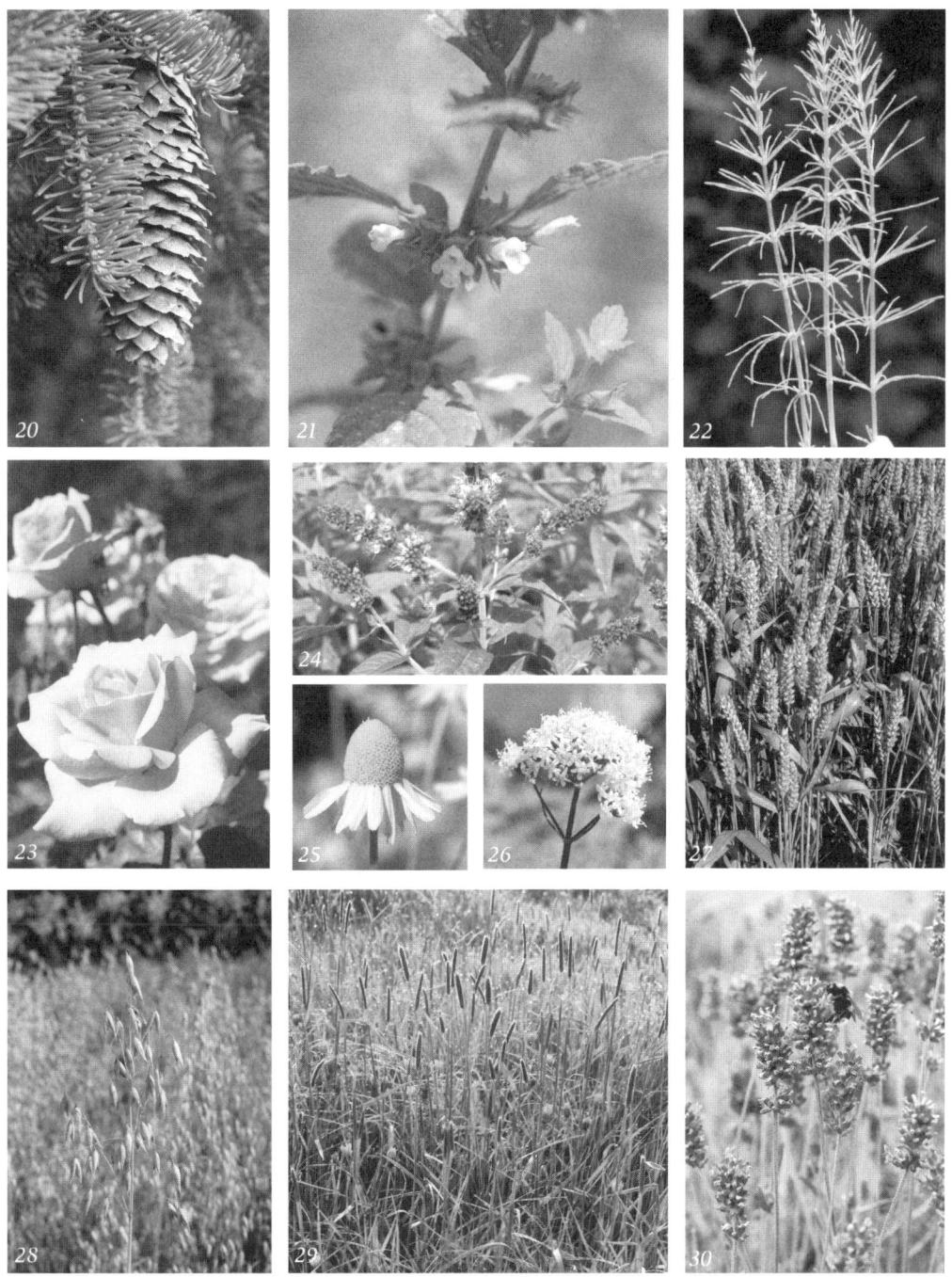

- *Nervöse Schwächezustände:* Abkochung von 100 – 200 g Lavendelblüten

- *Rheuma, Hautprobleme, Bindegewebsschwäche:* Aus 150 g Zinnkraut in 5 l Wasser Aufguss bereiten

- *Verkrampfungen, Nervosität, Menstruationsbeschwerden:* 150 g getrocknete Melissen- oder Minzenblätter – noch angenehmer ist frische Zitronenmelisse aus dem Garten.

- *Belebend, tonisierend:* Rosenblütenbad, 100 – 150 g getrocknete oder frische Rosenblütenblätter heiß aufgießen, 10 Min. ziehen lassen, Blätter fest ausdrücken.
  Variante nach Stephanie Faber bei trockener Haut: zusätzlich 1 Tasse Bienenhonig im Badewasser auflösen

- *Kleine Hautentzündungen, trockene, empfindliche, gereizte Haut:* Kleie-Bad – ein altes Hausrezept, aber immer noch aktuell! 250 g Weizenkleie in ein Leinen-Baumwollsäckchen füllen, fest verschließen und mehrmals im heißen Badewasser ausdrücken

- *Entzündliche und empfindliche Haut, leichte Verbrennungsschäden:* Kamillen-Bad nach Maurice Mességué: eine Handvoll Römische Kamille 15 Minuten in 2 l Wasser köcheln, abseihen, dem Badewasser zufügen

- *Unreine, fette Haut; nach intensivem Sonnenbad und Insektenstich:* Einen erfrischenden und hautstraffenden Badezusatz gewinnt man mit 2 bis 3 Tassen Apfel- oder Obstessig pro Vollbad. Er ist eine ideale Beigabe auch zum kühleren Badewasser. Die reinigende und leicht desinfizierende Kraft des angesäuerten Wassers eignet sich hervorragend bei unreiner, fetter Haut, nach einem längeren Sonnenbad und bei Insektenstichen.

Ein Rezept von Stephanie Faber, das zum Nachahmen anregt:

Der selbst gemachte Badezusatz-Vorrat
Zutaten: 1 l Obstessig, 1 Handvoll Pflanzenteile, z.B. Rosenblütenblätter, Lavendelblüten, Rosmarinblätter (in Abänderung des Originalrezeptes: 10 Tropfen echtes ätherisches Öl, z.B. Orangen- oder Zitronenschalenöl oder Lavendelöl), hauchdünn abgeschälte Orangen-, Zitronen-, Mandarinenschalen von unbehandelten Früchten.
Zubereitung: Die getrockneten Pflanzenteile in eine Flasche mit breiter Öffnung geben (Ersatz: größeres Essiggurkenglas), Essig auffüllen, ätherisches Öl aufträufeln. Gut verschließen, kräftig durchschütteln und an einem warmen Platz einige Tage bis einige Wochen durchziehen lassen. Danach den duftenden Essig absieben, die Pflanzenteile gut ausdrücken und den Essig durch ein Kaffeefilterpapier klarfiltern. In gut verschlossenen Flaschen kann er lange aufbewahrt werden.
Dosierung: Pro Vollbad rechnet man 1/4 l der fertigen Mischung.

Milch- und Molkebäder

Molke wird häufig noch als «Abfallprodukt» von Käsereien und Molkereien betrachtet und preisgünstig abgetreten. Sie ist ein Jungbrunnen für die innerliche und äußerliche Anwendung. Milch- und Molkebäder sind Bestandteil der Erfahrungsheilkunde. Warum erleben sie in jüngster Zeit eine wahre Renaissance?

Die moderne Kosmetikforschung hat in ihren High-Tech-Labors die «Wirkstoffe» der Milch erforscht, um sie für ihre Kosmetikprodukte anwendbar zu machen. Unter den ca. 2000 Stoffen, die die Milch enthält, wird nun eine ganze Palette von «Wirkstoffen» – wie Milchfett, -zucker, -säure, -vitamine, Mineralstoffe und Spurenelemente der Milch, Milchenzyme, -eiweiß – für die Hautpflege für geeignet gehalten.

«Wirkstoffe» der Milch

In Milch und Honig baden

Wer jedoch von der Kostbarkeit und Einzigartigkeit des Gesamtkunstwerkes Milch überzeugt ist, wird versuchen, Milch- und Milchprodukte so natürlich wie möglich zu verwenden. Zum Beispiel so:

> 3 l frische Vollmilch, Magermilch oder Buttermilch oder 3 l frische Molke dem Badewasser beigeben. Milchpulver oder Molkepulver erhält man in bester Qualität im Reformhaus. Davon nach Gebrauchsanweisung so viel Milch- bzw. Molkepulver auflösen, dass 3 Liter Milch oder Molke entstehen.
> Das berühmte alte Rezept Honigmilchbad kann problemlos nachempfunden werden, wenn man dem heißen Badewasser außer der eben erwähnten Milch noch eine Tasse flüssigen Honig zufügt.

Diese Milch-, Molke- und Honigmilchbäder eignen sich besonders für die empfindliche, trockene, raue Haut. Ein Versuch ist auch bei Neurodermitis, Schuppenflechte und trockener Altershaut lohnenswert.

Hochwertige Fertigbadezusätze

Immer griffbereit Selbst zubereitete Badezusätze erfreuen sich einer großen Anhängerschaft. Beim Selbermachen gewinnt man viele wertvolle Erfahrungen im Umgang mit Naturstoffen. Doch nicht immer wird man Zeit und Muße für die «Kräuterküche» haben. Deshalb sollte eine kleine Auswahl hochwertiger Fertigbadezusätze im Bad griffbereit stehen.

Mit den reinen Badezusätzen von Weleda und Wala (Dr. Hauschka) können gezielt bestimmte Organfunktionen über die Haut angesprochen werden, bei gleichzeitig höchstem Badegenuss. Je nachdem, welche Wirkung im Vordergrund stehen soll, kann man in der Auswahl Schwerpunkte setzen.

Blutkreislauf und Wärmeorganisation reagieren besonders günstig auf

- Weleda Rosmarin-Bademilch
- Dr. Hauschka Rosmarin Bad.

Für Blutkreislauf und Wärmeorganisation

Voraussetzung für den Erfolg dieser Bäder ist die Berücksichtigung des Kreislaufes und des Wärmegrades der Haut. Bei ausgekühltem Körper darf keinesfalls eine Kaltwasser- oder eine intensive Warmwasseranwendung vorgenommen werden. Eine vorsichtige Aufwärmung, zum Beispiel mit ansteigenden Teilbädern oder Vollbädern, verhilft zu einer gleichmäßigen Durchtemperierung aller Körperabschnitte und einer Harmonisierung des Kreislaufes.

Mit heißen Bädern würde man den Wärmeorganismus überfordern; die Wärme, die man in die Peripherie locken möchte (kalte Hände und Füße), würde zum Kopf ausweichen. Ein belastendes Unwohlgefühl könnte die Folge sein. Diese Situation finden wir meist bei zarten, feingliedrigen Menschen, auch älteren Menschen, blassen Kindern und Jugendlichen, bei Menschen mit niedrigem Blutdruck und bei Diabetikern.

Zu Beginn einer Badetherapie sind ein gutes Regulans auch Bäder mit

Zur Wärmeregulation allgemein

- Weleda Fichtennadel-Bademilch oder
- Weleda Lavendel-Bademilch

Fülligere Menschen, die in der Regel gut durchblutete Hände und Füße haben, leiden häufiger an einem Mangel in der Durchblutung innerer Organe. Erkennbar wird dies in einer allgemeinen Erschlaffung, Müdigkeit und Funktionsschwäche. Warme Rosmarinbäder wirken diesen weit verbreiteten Beschwerden entgegen. Sie sollten aber nicht zu spät am Tage angewandt werden. Dosierung: 1 bis 2 Esslöffel pro Vollbad, 1 bis 2 Teelöffel für Teilbäder.

Zur Durchblutung innerer Organe

Für die Tätigkeit des Herzens ist eine behutsame Pflege und Unterstützung des Wärmehaushaltes von großem Wert.

Der Rosmarinstrauch mit seinen zu Nadeln zusammengezogenen Blättern ist ein typischer Vertreter der Mittelmeervegetation und gehört zur Familie der Lippenblütler. Er «saugt» kosmische Licht- und Wärmekräfte in sich auf, verwandelt diese in das würzige, kräftig aufmunternde ätherische Öl, das den trägen Kreislauf «befeuert» und den Organismus zu verstärkter Eigenwärmebildung aufruft.

Zur Anregung der «Stoffwechselaufgabe» der Haut

Ein Grundproblem vieler organischer Störungen und Hautkrankheiten liegt in einer zu schwachen Stoffwechseltätigkeit begründet. Die Haut hat mit der Schweißbildung auch eine entgiftende und ausscheidende Aufgabe, die sie jedoch infolge mangelnder körperlicher Bewegung beziehungsweise Ausarbeitung häufig nicht richtig ausführen kann. Liegen gebliebene Stoffwechselrückstände belasten das Hautgewebe und gefährden die Ernährung der Haut. Neben lokalen Kälteherden aufgrund von Mangeldurchblutung beruhen rheumatische Krankheiten auf diesen unzureichenden Ausscheidungs- und Entgiftungsprozessen.

Warme Bäder, insbesondere mit dem Zusatz von
- Weleda Kastanienbad,

können hier sehr erfolgreich in der Vorsorge und Begleitbehandlung eingesetzt werden. In den gleichen Problemkreis fällt auch die Neigung zu Stauungen im venösen Kreislauf, zum Beispiel zu Krampfaderbildung.

In Weleda Kastanienbad kommt die heilende Kraft der Rosskastanie zur vollen Entfaltung. Sie löst mit ihrem Gehalt an Saponinen, Glykosiden und Gerbstoffen das Schweregefühl aus den Gliedmaßen, das von Stauungen im venösen Kreislauf herrührt. Unterstützt wird die Wirksamkeit durch einen Auszug aus Arnika und Zinnkraut. Zinnkraut (Schachtelhalm) trägt zur Straffung des Gewebes bei und fördert die Ausscheidung.

Zur Harmonisierung des Nerven-Sinnes-Systems

Das Nerven-Sinnes-System ist bei allen Wasseranwendungen beteiligt, indem es den Reiz des Wassers durch zahllose Tastorgane und über den Kieselmantel, der die ganze Haut überzieht, vermittelt. Im gesunden Zustand verlaufen die Regulationen im Bereich des vegetativen Nervensystems und werden uns nicht bewusst, ebensowenig wie die unwillkürlichen Bewegungsabläufe (zusammenziehen, lösen, beschleunigen, verlangsamen) und der Spannungszustand der inneren Organe.

Gerät dieses sensible Gleichgewicht durch Reizüberflutung einerseits oder durch Antriebslosigkeit andererseits in Gefahr, droht Verkrampfung oder Erschlaffung. Wir nennen diesen weit verbreiteten Zustand vegetative Dystonie. Solche fehlgesteuerten nervösen Abläufe können durch warme oder kühlere Bäderanwendungen auf natürliche Weise reguliert werden.

Drei unverzichtbare «Pfleger» für das Nerven-Sinnes-System sind die Koniferen, der Lavendel und die Zitrone. Beruhigend und harmonisierend wie ein Spaziergang in einem Nadelwald wirken die echten ätherischen Öle und Harze der Nadelhölzer kräftigend auf das Nervensystem. Sie gelangen zu besonderer Wirksamkeit, wenn diese über das Badewasser in feinster Verteilung in die Haut eindringen können. Nervöse Anspannungen «fallen» ab, physische Verkrampfungen werden gelockert. Über eine verbesserte Lungentätigkeit werden die Atmungsorgane gekräftigt.

Solche Qualitäten vermitteln die
- Weleda Fichtennadel-Bademilch sowie das
- Dr. Hauschka Fichtennadel Bad

– selbstverständlich ohne die meist übliche künstliche Grünfärbung. Dosierung: 2 Esslöffel auf ein Vollbad, einige Tropfen ins Waschwasser werden dem fertig eingelaufenen und temperierten Wasser zugegeben.

Der schweren Belastung des Nervensystems durch die Beanspruchung des Berufslebens, aber auch des Schulalltags, sowie der unaufhörlichen Reizüberflutung der Sinne kann mit Lavendel etwas Beruhigendes entgegengesetzt werden. Diese Wirkung zeigt sich auch wohltuend bei Ischias oder Menstruationskrämpfen. Viele Hebammen wählen bevorzugt das Lavendelbad, um den Geburtsvorgang zu erleichtern. Vor allem schätzt man das Lavendelbad am Abend wegen seiner schlafbringenden Wirkung.

Dosierung: 2 Esslöffel
- Weleda Lavendel-Bademilch oder
- Dr. Hauschka Lavendel Bad

pro Vollbad dem eingelaufenen Badewasser zufügen.

Als Dritte im Bunde bringt die Zitrone das ganze Flair der mediterranen Zone mit ins Badezimmer:
- Dr. Hauschka Citronen Bad
- Weleda Citrus-Bademilch.

Öl-, Sole- und Moorbäder

Ölbäder

Eine besondere Bedeutung innerhalb der Badetherapien nehmen die Ölbäder ein.

Bei Bewegungsmangel und nervlicher Überbelastung

Viele Menschen beklagen heute ihre Bewegungsarmut, den mangelnden Aufenthalt an frischer Luft und das Manko an natürlicher Sonneneinwirkung. Wir entfernen uns immer mehr von einer natürlichen Lebensweise und leiden unter einseitiger nervlicher Belastung. Die Folgen sind Erschlaffung und Welkwerden der Haut, Elastizitätsverlust der Muskulatur, Nachlassen der Schwellfähigkeit des Unterhautgewebes.

Vielfältige Wirkung

Menschen mit unzureichender Wärmebildung, mit Verspannungen bis hin zu sklerotisierenden Tendenzen, mit trockener Haut bis hin zum Erscheinungsbild der Neurodermitis erleben über das Badewasser die im fetten Pflanzenöl gebundene Wärme als lösend, befreiend, erleichternd. Der Säure-Lipidmantel der Haut wird geschützt, und die gesamte Körperhaut ist nach dem Bad mit einem Fett-Feuchtigkeitsfilm gesättigt und bedarf keiner weiteren Einreibung.

Für die Zubereitung eines Ölbades kann als Grundlage jedes kaltgepresste Pflanzenöl verwendet werden. Durch die Zugabe von ätherischen Ölen und Kräuterauszügen kann das Bad mit Duft und gesundheitsfördernder Wirkung (muskellockernd oder atmungserleichternd) bereichert werden.

Massageöle, Hautöle

Mit den Massage- / Hautölen von Weleda und Dr. Hauschka liegen bereits fertige Mischungen von höchster Qualität vor. Unter ca. 20 Ölen kann die Auswahl in differenziertester Weise erfolgen. Durch die vielfältigen Duftrichtungen wird das Bad auch zum seelischen Erlebnis.

Als Beispiele seien genannt:
- Frisch duftend: Weleda Citrus-Mandelöl und Calendula Hautöl
- Würzig duftend: Weleda Massageöl mit Arnika; Dr. Hauschka Schlehenblüten-Körperöl
- Blumig-weich duftend: Weleda Wildrosenöl

- Zart duftend: Dr. Hauschka Rosenblüten Körperöl
- Exotisch mild duftend: Monoi Tiaré Tahiti (Kokosöl; 1 Verschlusskappe pro Bad)
- Exotisch, noch zarter duftend: Côco Bahia (Kokosöl; 1 Verschlusskappe pro Bad)

> *Zubereitung:*
> Um das Öl gleichmäßig im Badewasser zu verteilen, gibt es zunächst zwei Methoden:
> - in den einlaufenden Wasserstrahl 2 Esslöffel Öl langsam einträufeln und zum Schluss mit der kräftig sprühenden Handbrause das Wasser durchwirbeln
> - eine Tasse Vollmilch (oder Sahne) mit 2 Esslöffeln Öl verrühren, die Mischung dem Badewasser zufügen und mit der Hand einrühren oder mit dem Brausestrahl verteilen.

Durch die Anwendung der ätherischen Zitrusöle, die sich in den Ölbeuteln der Schalen der Zitrusfrüchte bilden, wird eine allgemeine Anregung der Hautfunktion erreicht, die Spannkraft des Bindegewebes wird erhöht. Der wohltuend erfrischende, die Seele «weit machende» Duft kommt am besten mittels Wasseranwendung zur Geltung.

Ätherische Zitrusöle

> *Dosierung:*
> Man nimmt von der Weleda Citrus-Bademilch 2 Esslöffel auf ein nicht zu heißes Vollbad, vom Dr. Hauschka Citronenbad 2 Esslöffel. Ideal sind auch kühle Waschungen mit einigen Spritzern Zusatz von Citrus-Bademilch.

Ein «Gesundbrunnen» besonderer Art und die feinstmögliche Verteilung von Öl im Wasser ist mit dem Öldispersionsbad – bekannt unter dem Namen «Jungebad» – möglich. Eine spezielle Glasapparatur, in die das Öl eingefüllt wird, kann mit wenigen Handgriffen an die Badewannenarmatur angeschraubt werden. Der einfließende Wasserstrahl wird verwirbelt und teilt dabei das Öl in feinste Tröpf-

Öldispersionsbad

chen auf, die es auf dem Weg durch das Glasröhrchen mitnimmt. Die Technik der Hersteller dieser Bäder ist zu einer Vollkommenheit entwickelt, und sie stellen ein Herzstück in der anthroposophisch erweiterten Hydrotherapie dar (siehe Nützliche Adressen).

In der eigenen Wanne wie im Meer

Ein Bad in Meerwasser, zubereitet aus Meersalz, fördert die Durchblutung und führt zu einer wunderbaren Entspannung. Für ein Vollbad rechnet man 250 g Salz.

Bei Rheuma, Ischias, Migräne, Stress, Hautproblemen

Die Heilkräfte der Natur gegen Rheuma, Ischias, Stress, Migräne, gegen Allergien, Hautunreinheiten und Schuppenflechte, soweit sie auf Funktionsstörungen durch Mineralmangel beruhen, kommen im Toten-Meer-Salz zur Entfaltung. Die Haut wird zu allen wichtigen Funktionen, vor allem zur Ausscheidung von im Bindegewebe liegen gebliebenen Schadstoffen angeregt.

Während des Bades (15 bis 20 Minuten bei 37 °C) dringen die lebenswichtigen Wirkstoffe in die Lymphbahnen ein. Ein tiefes Gefühl der Entspannung tritt ein.

> *Dosierung:*
> 1 kg medizinisches Badesalz aus dem Toten Meer mit wenig heißem Wasser auflösen, dann auf 37 °C temperieren. Für Teilbäder werden 250 g benötigt.
> Wichtig ist, beim Einkauf darauf zu achten, dass keine synthetischen Beimischungen enthalten sind. Einkaufsquelle: Apotheke.

Das Moorbad in der eigenen Wanne

Keinesfalls unerwähnt bleiben darf einer der heilsamsten Zusätze für das Badewasser: Moor. Wie beim Meersalzbad ist auch beim Moorbad ein Qualitäts- und Wirksamkeitsverlust zu verzeichnen, wenn eine haushaltsfähige Verpackung geschaffen wird. Ein Moorbad, zum Beispiel in Bad Aibling erlebt, ist anders als die hauseigene Zubereitung. Dennoch: Die durchwärmende, entkrampfende Wirkung macht das Moorbad auch in der eigenen Wanne zu einem wertvollen Gesundheitshelfer.

Das Neyhardtinger Moorbad aus dem neuform-Reformhaus ist in 1 l-Flaschen erhältlich.

Im Überblick: Das Badezimmer als Gesundheitszentrum

Sebastian Kneipp verdanken wir nicht nur die Anregung, durch das Wassertreten etwas für unsere Gesundheit zu tun. Mit seiner Empfehlung von Kräuterbädern hat er den Blick wieder auf die in Vergessenheit geratene Heilkraft von geeigneten Badezusätzen gerichtet.

Doch ehe man in die Wanne steigt, sollte man seine Aufmerksamkeit auf Qualität und Temperatur des Wassers richten. Dann darf man sich gründlich um die Begleitumstände vor, während und nach dem Baden kümmern. Stimmung, Lüftung, gymnastische Übungen, Einreibungen, Ruhephase, das alles spielt eine Rolle, und das alles benötigt Zeit. Ohne sich Zeit zu nehmen, wird ein heilsames Bad nicht gelingen.

Zeit – diesmal in Sekunden gemessen – ist auch wichtig für kühle und kalte Bäder. Da gilt es, anhand der vorliegenden Empfehlungen, auszuprobieren und das persönliche Maß zu finden.

Bei den Badezusätzen, bei Öl-, Meersalz- und Moorbädern, besteht genügend Auswahl an reinen Naturprodukten, ob sie selbst gemacht, oder, zur Sicherheit, von bewährten Naturkosmetik-Herstellern im Fachgeschäft besorgt werden. Der aufmerksame Anwender wird aber immer die Empfehlungen berücksichtigen, die der Hersteller – und dieses Buch – zu ihrer Verwendung und besonderen Wirkungsrichtung angeben.

Mit diesem Wissen ausgestattet und bewusst auf ein wohltuendes Bad eingestellt, steht dem Erlebnis der Leserin und des Lesers, wie schön Körperpflege sein kann, nichts mehr im Wege.

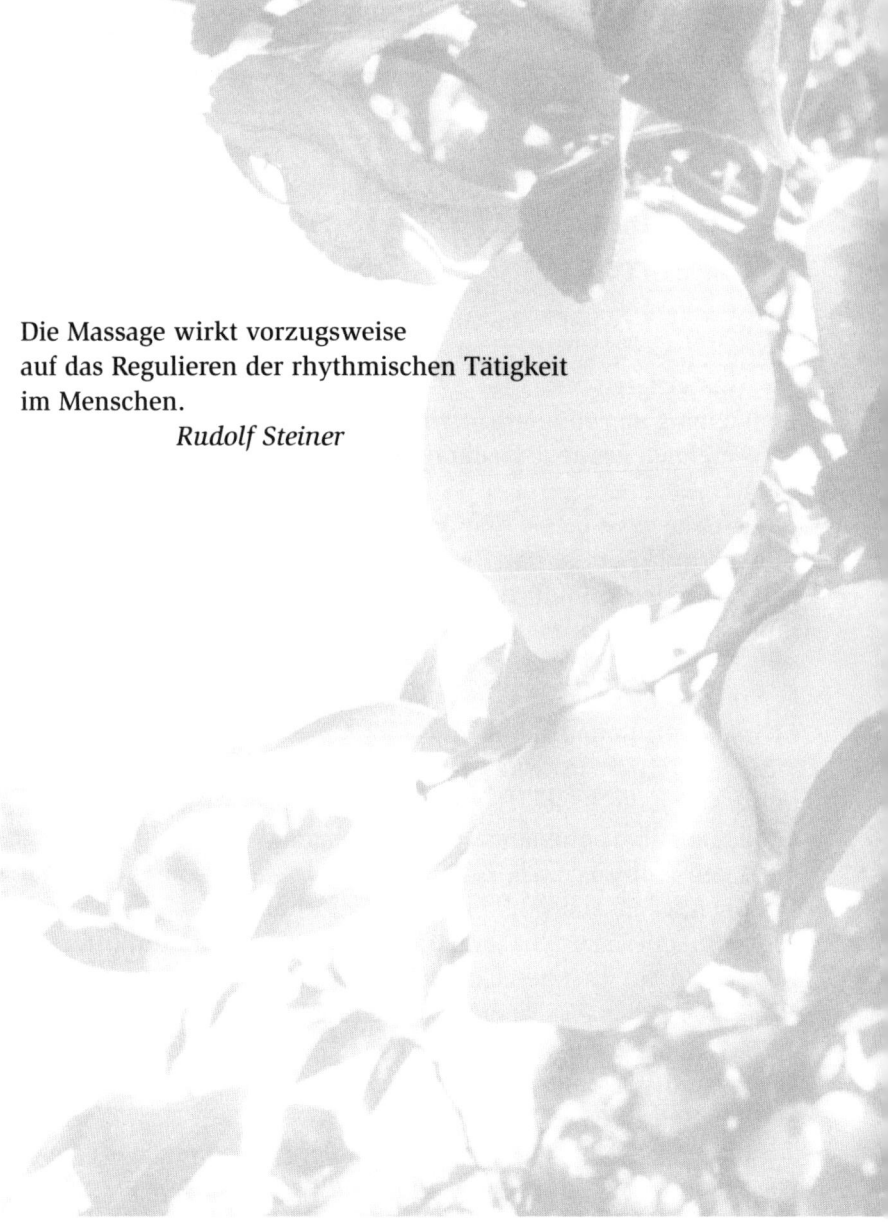

Die Massage wirkt vorzugsweise
auf das Regulieren der rhythmischen Tätigkeit
im Menschen.
Rudolf Steiner

Massagen und Öle

Keilschriftfunde zeigen, dass die Priesterärzte in den alten Kulturen Mesopotamiens Massagen anwendeten, meist in Verbindung mit Bädern und Räucherungen. In den indischen Weisheitsbüchern, den Veden (um 800 v. Chr. aufgezeichnet), werden Massagen ausdrücklich erwähnt. Auch in der brahmanischen Medizin (500 v. Chr. bis 1000 n. Chr.) zählte die Massage zu den Vorschriften für eine gesunde Lebensführung. Durch die traditionelle chinesische Massage, deren Grundlage die Yin- und Yang-Naturphilosophie ist, wird die Energie («Chi») auf den sogenannten Meridianbahnen zu- oder abgeleitet, um die Harmonie im Körper wiederherzustellen.

Und immer spielten Salben und Öle bei den Massagen eine große Rolle.

Eigenmassage und tägliche Körperpflege 132 / Haut und Öl 134 / Öl ist nicht gleich Öl 136 / Natürlich, pflegend, duftend: Hautöle der Naturkosmetik 144 / Im Überblick: Massagen und Öle 150

Das differenzierte Wissen des Orients über Massagetechniken wurde von den Griechen, Römern und den islamischen Völkern genutzt und weitergegeben. Im Mittelalter verbreitete es sich auch in Europa.

Spezielle Massagen

Im 20. Jahrhundert entwickelten sich hier neben der traditionellen Massage spezielle Varianten, wie zum Beispiel die 1936 begründete «Manuelle Lymphdrainage» zur Verbesserung der Lymphgefäßkapazität und des Abflusses von gestauter Gewebsflüssigkeit.

Rhythmische Massage

Eine besondere Bedeutung wird heute in Fach- wie in Laienkreisen der «Rhythmischen Massage» nach Dr. Ita Wegman und der nach Margarethe Hauschka beigemessen. In feinst aufeinander abgestimmten Streich- und Wellenbewegungen wird auf das Zusammenspiel der Wesensglieder des Menschen eingewirkt (siehe auch den Hinweis auf die Ausbildung in «Nützliche Adressen»).

Neben der zielgerichteten therapeutischen Massage, die nur von einer Fachkraft ausgeführt werden sollte, bleibt noch viel Spielraum für die Eigen- und Partnermassage, die dem Wohlbefinden und der Gesundheitsvorsorge dienen.

Eigenmassage und tägliche Körperpflege

Die Eigenmassage zielt durch Wasseranwendungen, Trockenbürstungen und Einreibungen auf die Vermehrung der Blutgefäße, die Erleichterung der Temperaturregulation, eine Verbesserung des Wärmehaushaltes und eine Stimulierung des Stoffwechsels im Bereich bestimmter Hautabschnitte.

Hautbürstung

Wegen ihrer vielfältigen Vorteile ist die Hautbürstung zum unverzichtbaren Bestandteil einer modernen Haut- und Körperpflege geworden. Langsam und unter mäßigem Druck ausgeführte Streichbewegungen sind besonders wirkungsvoll. Bei jedem Strich wird die Haut von ca. 1200 Borsten «behandelt».

Rechter Fuß: Fußrücken, Fußsohle, Knöchel umkreisen, Unterschenkel in langen Strichen, um das Knie herum kreisen, lange Striche für die Oberschenkel, Gesäß mit einbeziehen. In der gleichen Weise wird der linke Fuß bearbeitet. Entsprechendes gilt für die Arme – rechts beginnend. Die Striche an Brust (Brustwarze freilassen) und Rücken gehen jeweils von der Mitte, Brustbein bzw. Rückgrat, aus und werden waagrecht zur Seite ausgeführt. Den Bauch bestreicht man im Uhrzeigersinn. Was dabei als leichter weißer «Staub» abfällt, sind die natürlichen Schuppen, die abgestorbenen Zellen der obersten Hautschicht.

Anwendung und Wirkung

Durch den mechanischen Reiz wird nicht nur die Zellerneuerung stimuliert. Mit jedem Bürstenstrich kann die Dehnbarkeit der Haut verbessert werden.

Massage, Haut und Organismus

Durch die Bewegung, die die Haut von außen erfährt, tritt eine Verschiebung der Hautschichten ein, die von den elastischen Faserzügen in der Unterstruktur ausgeglichen wird.

Es ist eine interessante Tatsache, dass unter mehr oder weniger starkem Zug und Druck die elastischen Anteile unserer Haut eine Belebung und Stärkung erfahren. Die ausgeführten Bewegungen übertragen sich nicht nur auf das Unterhautbindegewebe, sondern immer auch auf alle flüssigen Anteile der Haut, wie Blut, Lymphe und Flüssigkeit zwischen und in den Zellen. Durch den mechanischen Druck, zum Beispiel durch das Ausstreichen der Füße und Unterschenkel von unten nach oben, wird der Säfteaustausch in den verschiedenen Hautbezirken verstärkt. Dadurch kann es bemerkenswerterweise zu einer Entsäuerung des Bindegewebes kommen, das heißt zu einer Ausscheidung von sauren Stoffwechselschlacken, die vom Blut dort abgelagert wurden.

Belebung

Weiterhin wird der Blutrückfluss zum Herzen gefördert. Gefäßaktive Stoffe, die in minimalsten Dosen in den Zellen oder Zellspalten sitzen, werden freigesetzt und wirken erweiternd auf die feinsten Blutgefäße. So fördert schließlich jede Massage die Durchblutung und die Wärmebildung im Gesamtorganismus.

Verbesserte Durchblutung und Wärmebildung

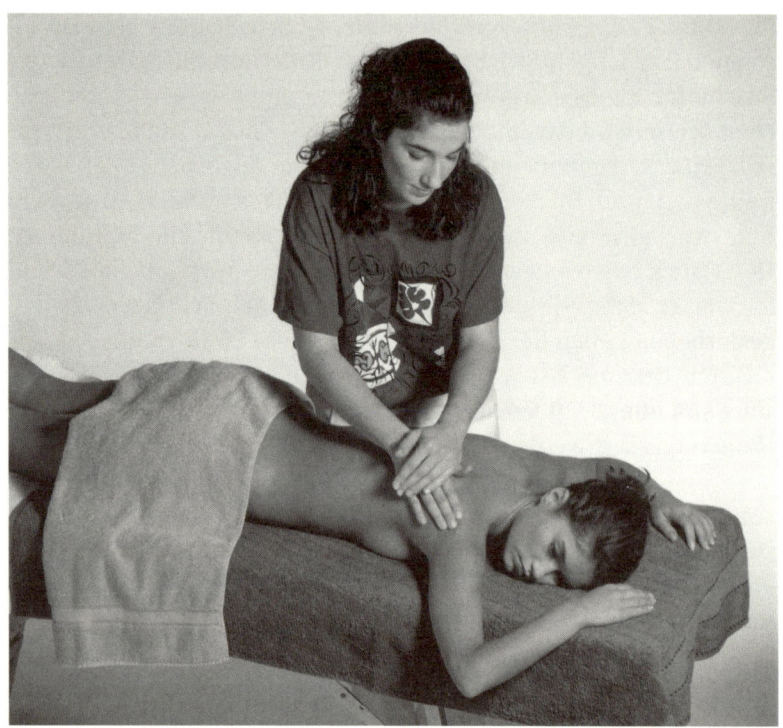

Abb. 31: Massage

Haut und Öl

Wasseranwendungen, Trockenbürstungen und Massagen sind schon allein von großer Bedeutung für unsere Gesundheit. Eine sinnvolle Ergänzung und Steigerung der Wirksamkeit ist durch die Hinzunahme eines Körperöles erreichbar.

Aufnahme des Öls in die Haut

Einreibung Öle und Fette natürlicher Herkunft weisen eine Ähnlichkeit zum Hautfett in den obersten Zellschichten auf. Bemüht man sich um eine gute Einbringung in die Haut durch Druck und Zug und Reibung mit der Hand, so erfährt das Öl durch die entstehende

Reibungswärme eine Temperaturerhöhung. In deren Folge wird es dünnflüssiger und kann leichter eindringen.

Eine andere, sehr beliebte und auch erleichternde Methode der Ölaufbringung liegt in der Emulgierung mit Wasser. Dies geschieht, wenn zum Zeitpunkt der Ölauftragung die Haut noch leicht feucht ist oder wenn wenige Tropfen Öl in den feuchten Händen vor dem Auftragen verrieben werden. Da in unserer obersten Hautschicht das Fett ebenfalls als Emulsion in Form eines Fett-Feuchtigkeitsfilms vorliegt, begegnen sich Pflegemittel und Haut auf angenäherter Stufe. Das «erleichtert den Kontakt».

Emulgierung

Wirkung des Öls in der Haut

Durch das so aufgenommene, feinst verteilte Öl entwickelt sich eine leichte Dehnung und Quellung in der Hornschicht, die zu einer verbesserten Schutzhülle führt. Dadurch werden kleinste Hautspalten und Risse geschlossen. Das ist die erste Voraussetzung, um die Haut vor vorzeitigem Altern zu schützen und sie vor einer Austrocknung zu bewahren.

Wir brauchen in unseren Breiten häufig einen Schutz vor Kälte und Nässe, die ja bekanntermaßen der Haut ebenso zusetzen wie zu häufige und intensive Reinigung. Die intakte Hornschicht schützt außerdem vor zu intensivem Eindringen von Staub- und Schmutzpartikeln, Anfälligkeit für Pilzinfektionen und bakteriellen Entzündungen und anderen Reizzuständen. Auch eine Verbesserung der natürlichen Lichtschutzwirkung kann beobachtet werden. Zusammenfassend darf gesagt werden: Eine ölgepflegte Haut bietet weniger Angriffsfläche für störende Faktoren, denn bei allen Aufgaben, die die Haut als Grenz- und Schutzorgan zu erfüllen hat, wirken Fettstoffe entscheidend mit.

Schutz

Eine andere Seite der positiven Wirkungen von natürlichen Hautölen ist die Förderung der Muskeldurchblutung, die insbesondere Sportler zu schätzen wissen. Die so wichtige aufwärmende Vorbereitungsmassage zur Vermeidung von Muskel- und Sehnenrissen ist dabei genauso bedeutend wie die sogenannte Entmüdungsmassage. Deren Aufgabe ist es, die bei der vorangegangenen

Förderung der Durchblutung

Muskelarbeit entstandenen Stoffwechsel-«Abfallprodukte», wie Milchsäure, zur schnelleren Ausscheidung zu bringen. So kann Muskelkater vorgebeugt werden.

Pflanzenöle als Wärmespeicher
Geht man der Frage nach der Wärmebildung und Wärmebedürftigkeit des Menschen nach, so zeigen sich Urbeziehungen auf zwischen dem Menschen als Fett-Träger und der Pflanze als Fett-(Öl-)Träger.

Kosmische Kräfte bilden eine irdische Substanz

Allen artspezifischen Bildungen der fetten Öle in den Samen (nur selten im Fruchtfleisch) von Pflanzen ist gemeinsam, dass sie aus dem nichtmateriellen Bereich, das heißt aus den kosmischen Umkreiskräften von Sonnenlicht und -wärme in hochkomplizierten Umwandlungsstufen eine irdische Substanz – das Öl – bilden können. So liegt im Pflanzenöl gebundene und gespeicherte Sonnenwärme vor, also stofflich gewordene Wärme, die wieder freigegeben werden kann. (Gegenüber Eiweiß und Kohlenhydraten verdichtet sich im fetten Öl das Doppelte an Wärmeenergie, was im Joule- und Kalorienwert ablesbar ist: Mit einem Kilogramm Öl lässt sich eine Tonne Wasser um 1 Grad Celsius erwärmen.)

In der Ernährung wie in der Hautpflege ist diese Tatsache außerordentlich wichtig, da sowohl in der Peripherie (Oberhaut, Unterhaut) als auch um die einzelnen Organe eine Fetthülle angelegt ist – als Wärmeschutz und als Energievermittler für die Organtätigkeiten.

Öl ist nicht gleich Öl

Öle unterscheiden sich nach ihrer Herkunft, die pflanzlicher, tierischer oder mineralischer Art sein kann. Die größte Diskrepanz in der chemischen Struktur liegt zwischen Pflanzenöl einerseits und Erd-/Mineralöl und synthetischen Fett-/Ölentwicklungen andererseits.

Pflanzenöle sind, wie schon erwähnt, das Ergebnis von Licht- und Wärmewirkungen in einem pflanzlichen Lebensprozess. Chemisch gesehen bestehen sie aus der Verbindung von drei Fettsäuren, die unterschiedlich lange Ketten bilden, mit Glyzerin. Daher werden sie auch Triglyzeride genannt. Sie sind den körpereigenen Fetten verwandt, die unter anderem auch als Triglyzeride vorliegen.

Pflanzenöle entstammen einem Lebensprozess

Etwas ganz anderes begegnet uns in den Mineralölen. Sie enthalten weder Fettsäuren noch Glyzerin, sondern Kohlenwasserstoffketten ohne Sauerstoff. Als Bestandteil des Erdöls liegt ihre Entstehung viele Jahrmillionen zurück. Unter starken Druckverhältnissen wurden riesige Mengen von Pflanzenmaterial und anderen organischen Substanzen in den Tiefen der Erde verdichtet, wobei ihnen alles Leben entzogen wurde.

Mineralöle sind tote Substanzen

Mineralöl (Paraffinöl) und alle daraus hergestellten Varianten, z.B. Vaseline, haben keinen Bezug zum Leben mehr, das heißt, sie können sich nicht mehr an Lebensprozessen beteiligen, sie sind tote Substanzen. Deshalb können sie vom menschlichen Stoffwechsel nicht aufgenommen werden, auch nicht von der Haut. Kosmetische Produkte, die mit Mineralöl oder mineralölhaltigen Substanzen zubereitet werden, liegen mehr oder weniger als «unverdaulicher», abdichtender Film auf der Haut. Es versteht sich von selbst, dass mit diesen Kosmetika keine belebende, die Lebensprozesse der Haut anregende Pflege geleistet werden kann.

Nach dem durch Anthroposophie erweiterten Verständnis von Naturkosmetik kommen deshalb für die Hautpflege nur pflanzliche Öle, neben Bienenwachs, Wollwachs und pflanzlichen Fettsäureglyzeriden in Betracht.

Naturkosmetik nach anthroposophischem Verständnis ohne Mineralölanteile

Anders zu bewerten ist die Verwendung von reiner Vaseline im medizinischen Bereich, zum Beispiel als Grundlage einer Metallsalbe.

Ölgewinnung und Qualitätskontrollen

Neben der Herkunft eines Öles liegt ein weiteres Kriterium in dem Ölgewinnungsvorgang. Hier gibt es deutliche Qualitätsunterschiede, die sich auch im Preis niederschlagen.

Kaltpressung   Die erste Stufe bei der Ölgewinnung ist die Kaltpressung. Es gilt: Geringer Druck gleich geringe Wärmeentwicklung (bis ca. 50 °C) gleich geringe «Ausbeute» gleich hohe Qualität. Bei mehr Druckanwendung entsteht mehr Hitze, das Pressgut wird stärker entölt. Es ergibt sich eine höhere Ölmenge, aber die Ölqualität leidet bei empfindlichem Saatgut! Besonders «lebensfeindlich» ist das Auszugsverfahren mit Lösungsmitteln, meist Hexan.

Reinigung   Für Weleda und einige wenige Naturkosmetikhersteller gilt deshalb, dass nur Öle zum Einsatz kommen, die ohne Wärmezufuhr gepresst wurden. Beim Einkauf der Öle achtet Weleda außerdem darauf, dass die Reinigungsschritte (Raffination zur Entschleimung, Entsäuerung etc.), die mit den frisch gepressten Ölen durchgeführt werden müssen, nicht auf dem üblichen chemischen Weg geschehen, sondern durch schonendere Verfahren ersetzt werden.

Arzneimittelqualität für Körperpflegeprodukte   Dieser Qualitätsanspruch erfordert ein starkes Engagement bei der Qualitätskontrolle. Jedes Öl muss in mehreren Etappen einen aufwendigen Weg durch die Analytik durchlaufen, ehe es bei Weleda in den Produktionsbereich übernommen wird. Dabei ist die Mindestforderung auch für die kosmetischen Präparate der Weleda und von Dr. Hauschka, dass alle verwendeten Substanzen den Angaben des Deutschen Arzneimittel-Gesetzbuches, DAB 10, entsprechen.

Jedes Pflanzenöl hat seine Eigenart

Einer tiefergehenden Betrachtung wird das Geheimnis zugänglich, wie differenziert die Natur die Pflanzen und damit die Ölbildung in den verschiedenen Gebieten der Erde veranlagt hat.

Die goldene Mitte zwischen den Extremen: das Olivenöl   Die intensivste und auch mengenmäßig ergiebigste Ölbildung finden wir in einem großen Gebiet um den Äquator, in den Tropen, da hier die Sonnenkräfte am stärksten auf die Pflanze einwirken. Die Licht- und Wärmekräfte werden, man möchte fast sagen, irdisch, sie werden hereingezogen in die Erde. Sehr häufig bilden die Ölpflanzen in diesen Zonen überwiegend gesättigte Ölsäuren aus, während die ölbildenden Pflanzen der nördlichen Halbkugel und zu den Polen hin eher die ungesättigten Fettsäuren aufweisen.

Zwischen diesen polaren Erscheinungen erleben wir den Mittelmeerraum als die ausgleichende, mittlere Zone. Dies zeigt sich bis ins Stoffliche, in die Bildung der Ölsäure-Zusammensetzung. Die «goldene Mitte» wird repräsentiert durch das Olivenöl.

Gesättigte und ungesättigte Fettsäuren

Gesättigt heißt in diesem Zusammenhang, dass die Sauerstoffaufnahme und -einbindung in das Öl zu einem Endpunkt gekommen ist, es ist «zufrieden», während die ungesättigten Fettsäuren (von einfach bis mehrfach ungesättigt) noch «Aufnahmekapazität» haben und damit auch die «aktiveren» sind. (Mit diesem Umstand hängt es zusammen, ob ein Öl zum schnellen oder langsamen Ranzigwerden neigt.) Es zeigen sich interessante Parallelen zum menschlichen Organismus: Das Gehirn, als zentraler Sitz der Nerven-Sinnesorganisation, bevorzugt die gesättigten Fette, während die Fetthüllen um die inneren Organe und die Stoffwechselorganisation selbst die ungesättigten Fette verarbeiten und verbrauchen. Die Haut weist in ihrer äußeren Peripherie, das heißt in ihrem Nerven-Sinnesbereich, ebenfalls die gesättigten Fette auf, die sich nach den mehr innen gelegenen Hautschichten wieder auf die Seite der ungesättigten Fette verschieben.

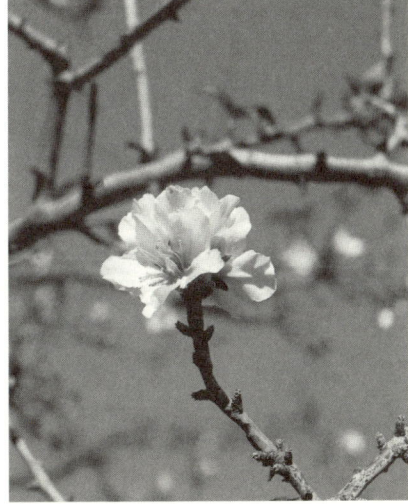

Abb. 32: Blühendes Mandelbäumchen

Kurzcharakterisierung einiger Pflanzenöle

Die Heimat des Mandelbaumes (Prunus dulcis) ist im Mittelmeer, in Asien und Kalifornien. Als Vertreter der großen Familie der Rosengewächse wurde er auf der Grundlage der wilden bitteren Mandel gezüchtet. Mit seinen länglich-ovalen Blättern und der zartrosa Blütenfülle im zeitigen Frühjahr ähnelt er in seiner äußeren Erscheinungsform sehr dem Pfirsichbaum.

Der grüne Fruchtansatz mit der samtigen Pelzhaut reift bis etwa zur Aprikosengröße heran, wobei das Fruchtfleisch essbar ist. Der bis dahin nach außen gerichtete Wachstumsprozess wendet sich nun nach innen. Das Fruchtfleisch trocknet langsam ein, schrumpft zusammen und bildet eine feste ledrige Außenschicht, die häufig noch am Baum aufbricht und den harten Mandelkern freigibt.

Mandelöl Unter dieser harten Schale ruht ein «verborgener Schatz»: der zweiblättrige Mandelkeim mit dem wertvollen, hellgelben, geruchs- und geschmacksarmen, besonders milden Mandelöl. Sowohl für den Ernährungsbereich (Mandel, Mandelmus, Mandelmilch) als auch für die Pflege der trockenen, reizempfindlichen Haut hat die besänftigende, ausgleichende Wirkung des Mandelöls große Bedeutung.

Olivenöl Vermutlich die älteste und bekannteste Kulturpflanze des Mittelmeerraumes ist der Ölbaum (Olea europaea). Er hat ein sehr langsames Wachstum, bildet einen knorrigen Stamm und behauptet sich über viele Jahrhunderte. Bei einigen Exemplaren ist sogar ein biblisches Alter von ca. 2000 Jahren nachweisbar. Seine enorme Verjüngungskraft wird anschaubar, wenn jedes Jahr aufs Neue aus einer kahlen Baumruine ein kräftiges Sprießen junger Blatttriebe beginnt und sich ein olivgraugrünes, schattenspendendes Blätterdach entwickelt. Auf den ersten Erntesegen der grünen Steinfrüchte muss man 12 bis 15 Jahre warten.

Seine kulturhistorische Bedeutung und seine Beziehung zum Menschen kommt darin zum Ausdruck, dass er «Heiliger Baum», «heiliger Ölbaum» genannt wird. Aus der biblischen Geschichte kennen wir die Taube, die nach der Sintflut mit einem Ölzweig zurückkehrt. In der griechischen und römischen Kultur galt der Olivenbaum als Symbol für Frieden, Glück und Wohlstand.

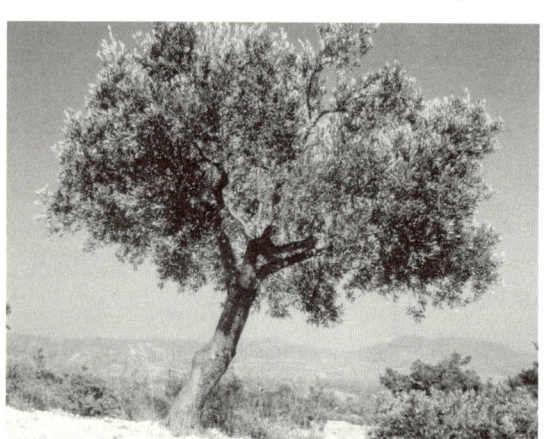

Abb. 33: Ölbaum, Olivenbaum

Das Olivenöl diente kultischen Handlungen, zur Salbung und als Opfer- und Grabbeigabe. Griechische Athleten verwendeten es vor Sportkämpfen in großen Mengen. Ferner diente es als Lichtquelle in Öllampen und – wie auch heute noch – als

Speiseöl. Die Früchte des Olivenbaums fehlten auf keiner Tafel, und sein hartes Holz war Ausgangsmaterial für edle Kult- und zweckmäßige Gebrauchsgegenstände.

Die Olive zählt zu den wenigen Ölfrüchten, bei denen sich das fette Öl im Fruchtfleisch bildet. Das gelblich-grüne, etwas dickflüssige Öl – insbesondere bei der ersten Kaltpressung – besitzt einen feinen charakteristischen Geruch und Geschmack.

Noch eine Besonderheit ist zu erwähnen. Olivenöl hat als einziges Pflanzenöl einen Schmelzpunkt von 37 °C und steht dadurch der menschlichen Blutwärme nahe. Untersuchungen haben ergeben, dass der menschliche Organismus diejenigen Fette am besten resorbieren und verstoffwechseln kann, die sich der 37 °C-Körpertemperatur annähern. Die Bedeutung des Olivenöls für unsere Ich-Organisation, für unseren Wärmehaushalt – für den Menschen als Wärmewesen – wird daraus ersichtlich. Kaltgepresstes Olivenöl aus biologischem Anbau ist der Qualitätsstandard der Weleda. *Olivenöl und Mensch*

Die Erdnuss (Arachis hypogaea) ist eine einjährige Pflanze, ca. 50 bis 60 cm hoch, und gehört wie alle Hülsenfrüchte zur Familie der Leguminosen. Ihre gelbe Schmetterlingsblüte zeigt nach dem Abblühen eine Besonderheit: Die Stiele mit dem Fruchtansatz wachsen als sogenannte «Senker» in die Erde, und so reifen, vor Hitze und Trockenheit geschützt, in wenigen Monaten die Früchte heran. Die Erdnuss stammt aus Brasilien, wird aber heute in allen tropischen und subtropischen Gebieten angebaut (Nord- und Westafrika, Indien, Südamerika, China). *Erdnussöl*

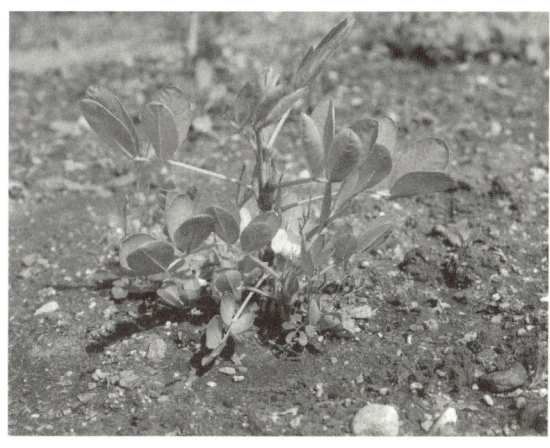

Abb. 34: Erdnusspflanze

Die Gewinnung des Erdnussöls erfolgt durch Pressung aus den von den Samenschalen befreiten Samen. Das Öl enthält überwiegend ungesättigte Fettsäuren und Vitamin E. Es ist nach der Raffination ein dünnflüssiges, fast farb- und geschmackloses Öl, das sowohl als vorzügliches Speiseöl als auch zu vielseitigen kosmetischen Zwecken verwendet werden kann. Besonders eignet es sich, wenn mit Öl ein Pflanzenauszug hergestellt werden soll. Hier verhält es sich neutral und lässt die jeweilige Pflanzenart ganz zur Geltung kommen. In der Hautpflege bewährt es sich als besonders geschmeidiges Öl, das von der Haut gut angenommen wird und für Gleitfähigkeit bei der Massage sorgt.

Gegen das Erdnussöl gibt es hin und wieder Vorbehalte, deren Ursache einerseits in begründeten Qualitätsreklamationen liegen dürfte, wie Schimmelbelastung (Aflatoxine) des Saatgutes, Lösungsmittelrückstände aus dem Pressvorgang und chemische Raffination, aus denen Unverträglichkeiten resultieren können. Andererseits liegt es nahe, dass durch ein Überangebot an Erdnüssen das Öl als Billigöl für die Massenproduktion in der Ernährungsindustrie Verwendung findet, wie z.B. für gehärtetes Erdnussfett und Erdnussknabbereien, und von kritischen Verbrauchern negativ beurteilt wird, da durch Dauerkonsum eine allergische Disposition auftreten kann. Ein drittes Argument betrifft den konventionellen Erdnussanbau, der zu einer Verarmung der Böden und zur Schadstoffbelastung durch die angewandte Agrarchemie führen kann.

Durch die Förderung des biologischen Anbaus, schonende Raffinationsmethoden und umfangreiche analytische Kontrollen können diese Negativpunkte größtenteils ausgeschlossen werden. Um Erdnussöl dieser Qualität handelt es sich bei konsequent arbeitenden Naturkosmetikherstellern.

Sesamöl Die Sesampflanze (Sesamum indicum L.) ist eine der ältesten Kulturpflanzen und in Süd- und Südostasien, China, Ostindien, Tansania und Ägypten heimisch.

Die krautige Pflanze mit den großen Blättern trägt Röhrenblüten. Aus den gereinigten und zerkleinerten Samen wird ein hellgelbes, angenehm schmeckendes Öl gepresst. Es hat einen hohen Gehalt an ungesättigten Fettsäuren und zählt zu den Ölen, die einen natürlichen Lichtschutzfaktor besitzen – ein Zeichen für eine intensive Auseinandersetzung mit den Licht- und Wärmekräften, die in jedem Samenkorn eingefangen sind. Man erinnert sich an den Spruch «Sesam, öffne dich!»

Jojobaöl

Die Trockengebiete im Südwesten der USA sind die ursprüngliche Heimat der immergrünen Jojobapflanze (Simmondsia chinensis). Inzwischen wird sie auch in anderen Gegenden angebaut. Mit ihrer sehr tief in den Boden eindringenden Pfahlwurzel wird sie zum Überlebenskünstler, da sie auch noch in 10 Metern Tiefe Feuchtigkeit auffinden kann.

An dem ca. 3 m hohen Busch reifen olivenähnliche Früchte mit kaffeebohnengroßen Nüssen heran. Aus diesen Samen wird ein goldgelbes Öl gepresst, das auch als «flüssiges Gold» bezeichnet wird. Chemisch gesehen ist Jojoba aber kein Pflanzenöl, sondern es liegt als flüssiges Pflanzenwachs vor. Es besitzt in allen Eigenschaften große Ähnlichkeit mit Walrat (Spermöl des Pottwals), einem in der Kosmetik sehr geschätzten Rohstoff. Seit dem Verbot des Pottwalfangs wird Jojobaöl als Ersatz verwendet.

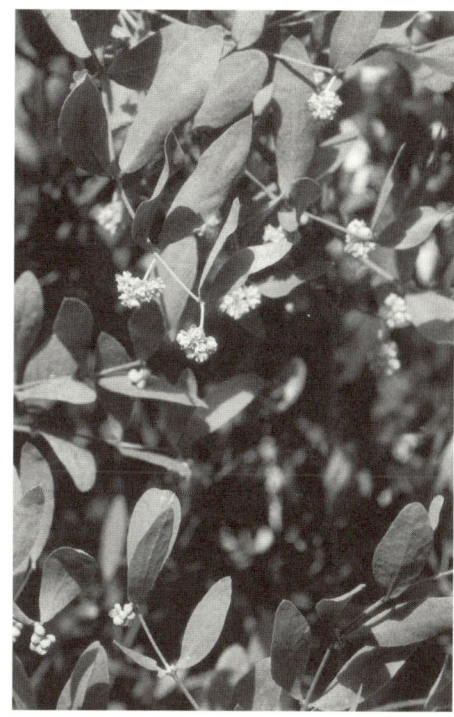

Abb. 35: Jojoba

Es ist bis 300 °C temperaturbeständig und wird unter 8 °C fest und trüb. Aufgrund seiner Reinheit entfällt die Raffination. Bemerkenswert ist die hohe Stabilität: Bis zu 25 Jahren ist es ohne Konservierung haltbar, wird also nicht ranzig.

Von den Papago-Indianern stammen unsere Kenntnisse von der Heil- und Pflegewirkungen des Jojobaöls. Sie trugen es auf Haar und Haut auf, um sich so gegen das Wüstenklima zu schützen und eine Austrocknung zu verhindern. Durch seine hervorragende Emulgierfähigkeit eignet sich Jojobaöl zur Herstellung vieler kosmetischer Produkte. Für die Haut des Europäers und dessen Klimalage ist im Normalfall die Anwendung von reinem Jojoba sicher nicht zu empfehlen. Zusammen mit anderen Fettkomponenten und Substanzen wird es jedoch seine hautglättende und feuchtigkeitsbewahrende Wirkung voll entfalten.

Die große und seit den 70er Jahren ständig steigende Nachfrage nach Jojoba konnte aus den aufwendigen Wildsammlungen nicht mehr gedeckt werden. Heute wird es überwiegend in Plantagen angebaut und maschinell geerntet. Die ursprünglich anspruchslose und gegen Schädlinge sehr resistente Wildpflanze kennt nun auch Probleme, wie sie bei allen Monokulturen auftreten. Große Projekte sind nötig, um den kontrolliert biologischen Anbau weiter zu fördern. Noch deckt das Angebot nicht die Nachfrage. Die bei Weleda verwendeten Jojobamengen stammen größtenteils aus kontrolliert biologischem Anbau.

Natürlich, pflegend, duftend: Hautöle der Naturkosmetik

Die Auswahl der richtigen Ölgrundlage ist das eine Geheimnis in der Herstellung eines pflegenden und wohltuenden Produktes. Das andere ist die Veredelung, die Komposition mit Pflanzenauszügen und echten ätherischen Ölen. Diese verleihen den Basisölen die spezifische Wirkung und die stimmungsmäßige oder jahreszeitliche Ausrichtung.

Weleda
- Massageöl mit Arnika
Auf der Grundlage von Erdnussöl und Olivenöl, mit Arnikablüten und Birkenblättern, ätherischem Rosmarin- und Lavendelöl.
Zur intensiven Haut- und Muskeldurchwärmung (kalte Hände und Füße!). Für Sportler.
Bei trockener, schlaffer Haut, vorbeugend gegen Schwangerschaftsstreifen.
Zur Begleitbehandlung aller chronischen degenerativen Erkrankungen.

Hautöle der Naturkosmetik **145**

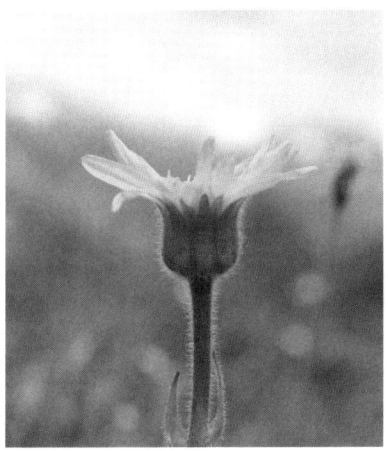
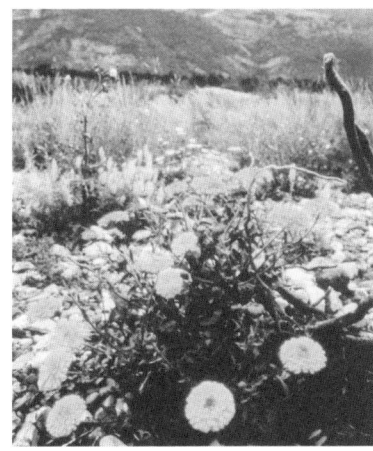

Abb. 36: Arnika
Abb. 37: Calendula (Ringelblume)

- Calendula Hautöl

Feinstes Erdnussöl mit Ölauszügen aus Birkenblättern, Ringelblumen und Kamille, Mischung ätherischer Öle mit frischer, zitroniger Duftnote.

Ideale Dauerpflege für trockene, reizempfindliche Haut, bei Neigung zu Juckreiz, nach Sonnenbädern, im Badeurlaub.

Es verbessert die Trophik (Ernährung) der Haut, deshalb auch besonders in der Alten- und Krankenpflege geeignet, allgemein zur Kräftigung der Haut und durch die gute Gleitfähigkeit beliebt für Massagen.

- Calendula Kinderöl

In bester Sesamöl-Qualität ausgezogene Wirksamkeiten von Calendula und Kamille. Keine weiteren Zusätze, keine Duftstoffe.

Calendula Kinderöl dient dem Wärmeschutz und der Pflege der Haut in der Säuglings- und Kinderzeit und in jedem Alter, in dem die Haut einer besonders behutsamen und entzündungsvorbeugenden Pflege bedarf.

Gerne wird es angewandt zur Basis- oder Zusatzpflege bei Neurodermitis und Schuppenflechte.

Durch seinen neutralen «Charakter» ist es als Grundlagenöl für Hautöl-Eigenkreationen gut geeignet.

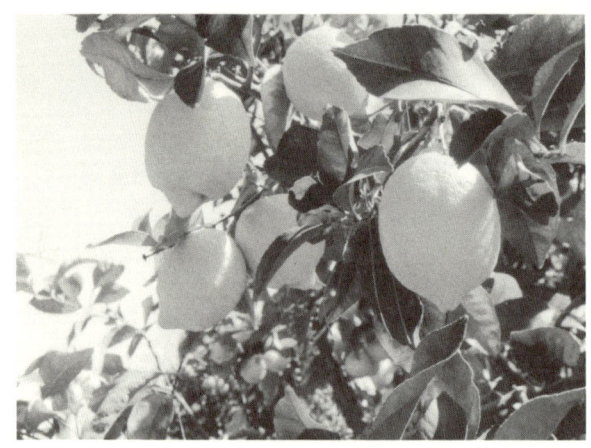

Abb. 38: Zitronen

- Citrus-Mandelöl

Es weist die leichteste Konsistenz aller Weleda-Öle auf. Das milde Öl aus der Süßmandel, vermischt mit zart duftendem Zitronenöl, zieht schnell in die Haut ein. Dennoch ist es massagegeeignet. Es ist beliebt bei jungen Menschen und bei dem «sportlichen Typ». Es zeichnet sich durch sehr gute Hautverträglichkeit aus.

- Wildrosenöl

Eine Mischung aus Mandelöl, Jojobaöl und Rosa Mosqueta-Öl bestimmt diese feinste Komposition. Aus den Hagebuttenkernen der chilenischen und argentinischen Wildrose, dort Rosa mosqueta genannt, wird das an ungesättigten Fettsäuren reiche Öl gewonnen.

Es unterstützt die Narbenheilung und die Regeneration der Haut nach einem Sonnenbrand. Die Gesamtkomposition ergibt ein sehr harmonisch wirkendes Öl, das die Haut samtweich werden lässt. Die Krönung allerdings ist die edle Duftnote aus echtem Rosenöl und anderen ätherischen Ölen.

Wala / Dr. Hauschka

- Schlehenblüten-Körperöl

Ein mit öligen Auszügen aus Schlehenblüten, Birkenblättern, Johanniskraut und mit ätherischen Ölen angereichertes Erdnussöl. Es umgibt den Körper mit einer wärmenden schützenden Hülle und kräftigt die gesunden Funktionen der Haut.

Es gehört zu den Klassikern im Dr. Hauschka-Körperpflegesortiment und hat viel dazu beigetragen, die Bedeutung der Hautöle einem großen Menschenkreis nahezubringen.

Die überzeugende Qualität verlockt dazu, auch die anderen Kör-

peröle aus der breit gefächerten Palette der
Dr. Hauschka Kosmetik kennen zu lernen. Jedes
hat seinen besonderen Pflegeschwerpunkt:
- Citronen-Körperöl – erfrischend und straffend
- Lavendel-Körperöl – beruhigend und
  entspannend,
außerdem:
- Fitness-Körperöl
- Johanniskraut-Körperöl
- Moor-Lavendel-Körperöl
- Rosenblüten-Körperöl
- Rosmarin-Körperöl.

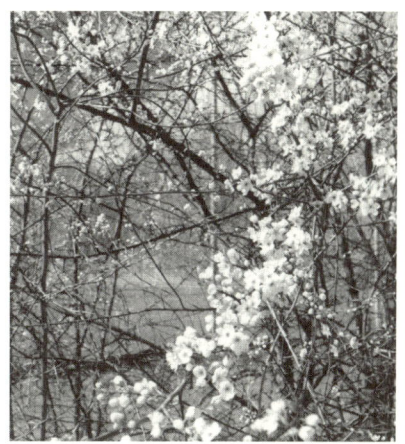

*Abb. 39:
Schlehenblüte*

- Johannisöl

Nach alter Tradition und mit größter Sorgfalt in den Hochsommerwochen angesetztes und gereiftes Hautfunktions- und Massageöl auf der Basis von Olivenöl. Es ist das Öl für den besonderen Anlass: kleine Hautschäden, leichte Verbrennungen, Muskelverspannung, für warme Ölumschläge bei Muskelverhärtungen oder für Brustwickel bei Erkältungskrankheiten.

Kloster Laboratorium Lorch

- Rosenöl

ist ein edles, hochwertiges Körperöl aus naturbelassenem Mandelöl mit einem Vollsonnenauszug aus Damaszener-Rosen und echten ätherischen Ölen.

Tautropfen

Im Folgenden werden noch einige Hautöle aufgeführt, die sich ebenfalls durch eine besondere Qualität hervorheben:

- Limonen Hautöl
- Calendula Baby-Hautöl

Martina Gebhardt

- Hautöl Orange und
- Hautöl Lavendel

Florin

- Massageöl Mandel-Orange

Logona

I & M   • Vital-Körper- und Massageöl

Monoi   • Tiaré Tahiti
Reines, frisch gepresstes Kokosöl mit intensiv duftenden Tiaré-Blüten.
Zur Linderung von gereizter Haut, der Duft beruhigt.
Sehr, sehr sparsam auf der feuchten Haut einmassieren, damit sich kein abdichtender Film auf die Haut legt.

Körperöl oder Körperlotion?
Ein Blick in das Badezimmer verrät es: Die Körperlotion (Body lotion) erfreut sich großer Beliebtheit. Dafür werden mehrere Gründe genannt: Sie zieht schnell ein, ist frisch und leicht und duftet gut. Die Kosmetikindustrie hat darauf mit einem großen Angebot reagiert.

Die Qualitätsansprüche, die an Naturkosmetik gestellt werden, bedingen eine Reihe von Vorbehalten für die Herstellung von Körperlotion. Das heißt vor allem Verzicht auf
1. Fette und Öle aus Mineralöl und synthetischen Verbindungen und von toten Tieren
2. synthetische Konservierungs-, Duft-, Farb- und synthetische Wirkstoffe und Emulgatoren.

Betrachtet man unter diesen Gesichtspunkten die Rezepturen von Körperlotionen, so bleibt nur eine kleine Auswahl an empfehlenswerten Produkten übrig. Es ist ja dabei zu bedenken, dass diese meist täglich und über den ganzen Körper verteilt angewendet werden.

Um die Probleme lösen und trotz allem ein marktgerechtes und «anwenderfreundliches» Produkt dieser Art anbieten zu können, gehen die meisten Naturkosmetik-Hersteller Kompromisse ein, die aber noch zu vertreten sind. Sie setzen kleine Mengen technisch veränderte – naturnahe – Stoffe ein, wie z.B. Natriumstearat, Natriumcetylstearylsulfat, Natriumcocoat, Sorbitanmonostearat und Natriumcitrat.

Mit dieser Einschränkung sind zu empfehlen:
neuform-Reformmarken: Körpermilch, -lotionen
Lavera: Aloe Körperlotion, Calendula Körperlotion
I & M: Vitamin Körperlotion, Hanf Körperlotion
Logona: Pur Körperlotion, Yang-Kava Körperlotion, Aloe-Agrumes Körperlotion
Pharmos: Aloe Vera Körperlotion
Sante: Sun Wave.

Besonders erwähnenswert, was die Natürlichkeit der Inhaltsstoffe angeht, sind die Körperlotionen von Weleda, Wala/ Dr. Hauschka, Martina Gebhardt, Angelika Trenkle.

- Calendula Babypflegemilch *Weleda*
  eignet sich auch für Erwachsene mit trockener, reizempfindlicher Haut; ist sehr ergiebig
- Wildrosen-Pflegemilch
  bezaubernder Duft; mit Rosenblüten-Destillat, Mandel- und Jojobaöl; zur Harmonisierung des Fett- und Feuchtigkeitshaushalts
- Citrus Hautgel
  sehr niedriger Fettgehalt (Jojobaöl), Auszüge aus Zitrone, Schlehe, Hamamelis, Arnika, Klettenwurzel; sehr erfrischend, kühlend, belebt die Hautfunktionen

- Körpermilch *Dr. Hauschka*
  mit Quitten- und Schlehenauszügen; zur straffenden, feuchtigkeitsregulierenden Hautpflege
- Rosenbalsam (neu)
  sahnige Emulsion mit hohen Pflegeeigenschaften

- Myrten Körpermilch *Martina Gebhardt*
  belebende Pflege mit Mandelöl, Olivenöl; Wollwachs

- Miéla Honig-Körpermilch, gehaltvolle Körpermilch und -creme *Angelika Trenkle*
  mit Avocadoöl, Honig und Bienenwachs.

Wie ist der Unterschied zwischen Körperöl und Körperlotion erlebbar?
Im Unterschied zu Körperölen vermitteln alle Körpermilchprodukte weniger Wärme, da der Anteil an wärmetragenden Pflanzenölen reduziert ist. Der Heil- und Schutzcharakter eines guten Hautöles verändert sich im Vergleich zur Körperlotion in Richtung einer eher kühlenden, erfrischenden Wirkung.

Anwendungsempfehlung
- An warmen Sommertagen
- Morgens, wenn wenig Zeit für eine Öleinreibung bleibt
- Für Menschen, die zum Schwitzen neigen, z.B. Frauen in den Wechseljahren
- Wenn unmittelbar nach der Einreibung Seidenblusen oder -hemden getragen werden
- Bei Neigung zu entzündlichen Hauttendenzen
- Für die Haut, die nur eine leichte Pflegeunterstützung braucht. Ideal ist die Kombination von beiden Pflegegewohnheiten: morgens Körpermilch, abends Körperöl.

Im Überblick: Massagen und Öle

Massagen haben eine lange Vorgeschichte im Orient. Die neuzeitliche Massage kennt eine Vielzahl spezieller Techniken, vom Trockenbürsten bis zur Lymphdrainage, die gezielt zur Regulierung der Hautgewebsflüssigkeit eingesetzt wird. Eine besondere Bedeutung als schonende, angenehme und gleichzeitig sehr wirksame Massagetechnik kommt der Rhythmischen Massage nach Dr. Ita Wegman und der nach Margarethe Hauschka zu.

Das belebende Element einer Massage, das sich aus dem angeregten «Säfteaustausch in den verschiedenen Hautbezirken» ergibt, wird durch die Anwendung von Körperölen sinnvoll ergänzt und gesteigert. Neben dem Einreiben des Öls empfiehlt es sich auch, das Öl in einer Emulsion mit Wasser auf die Haut zu bringen, indem man entweder den noch feuchten Körper einölt oder das Öl auf die feuchten Hände gibt, ehe man sich damit einreibt.

Natürliche Öle schützen die Haut und wärmen den Organismus. Denn sie geben die Sonnenwärme weiter, die an ihrem Herkunftsort – meist in den Pflanzensamen – gespeichert wurde. Natürliche Öle sind stofflich-irdisch gewordene kosmische Wärme.

Außerdem zeichnen sich Pflanzenöle durch einen lebendigen Charakter aus, den mineralölhaltige und synthetische Öle nicht haben, da sie aus toter Materie und nicht aus Lebensprozessen heraus hergestellt werden. Hautöle aus reinen Pflanzenölen erhalten oft eine Bereicherung durch die Hinzufügung echter ätherischer Öle, die sich u.a. über ihre intensive Duftbildung bemerkbar machen.

In der konsequenten Naturkosmetik-Herstellung wird große Sorgfalt auf eine schonende Gewinnung (Pressung ohne Wärmezufuhr) der Bestandteile der Körperöle und auf strikte Qualitätskontrolle (Anbau, Reinigung, Verarbeitung) verwandt.

Die heute sehr beliebten Körperlotionen verdanken ihre als besonders angenehm empfundene Beschaffenheit oder Duftgebung zumindest teilweise den mineralölhaltigen und synthetischen Bestandteilen. Der Verzicht auf synthetische Wirk- und Hilfsstoffe verlangt für die Herstellung einer Körperlotion ein hohes Maß an Know-How. So gehen einige Naturkosmetik-Hersteller kleine Kompromisse ein, die aber durchaus annehmbar sind.

Literaturhinweise

Bierach-Marquardt, Alfred: **Krankheiten erkennen und selbst behandeln.** Ein Econ-Ratgeber für die Reflexzonen-Massage. Düsseldorf, 1979.

Brauchle, Alfred: **Das große Buch der Naturheilkunde.** Gütersloh, 1957.

Brüggemann, W.; Uehleke, B.: **Kneipp: Vademecum pro medico.** Würzburg, 1991.

Burczyk, Aggy und Frank: **Kosmetik-lexikon.** München, 1997.

Daems, Willem F.: **Denn der Himmel ist der Mensch und der Mensch ist der Himmel.** Dornach, 1993.

Damann, Rüdiger: **Öko-Test Ratgeber Kosmetik.** Reinbek/Hamburg, 1995.

Davis, Patricia: **Aromatherapie von A bis Z.** München, 1990.

Dengler, Hanna; Rohlfs-von Wittich, Anna: **Gemüse – Kräuter – Obst.** Stuttgart, 1982.

Eckstein, R.A.: **Kosmetologie.** Nürnberg, 1971.

Holtzapfel; Walter: **Die Medizin muss noch ganz anders werden.** Dornach, 1994.

Faber, Stephanie: **Hobbykurs Kosmetik.** München, 1985. – **Das große Buch der Naturkosmetik.** Wien, 1997.

Fischer-Rizzi, Susanne: **Himmlische Düfte.** München, ^{12}1996.

Frey, Horst; Otte, Ilse: **Wörterbuch der Kosmetik.** Stuttgart, ^{2}1985.

Geiger, Rudolf: **Märchenkunde.** Stuttgart, 1982.

Glöckler, Michaela; Schürholz, Jürgen; Walker, Martin: **Anthroposophische Medizin.** Stuttgart, ^{13}1999.

Grohmann, Gerbert: **Die Pflanze.** Band 1, Stuttgart, ^{7}1991; Band 2, Stuttgart, ^{4}1991.

Hauschka, Rudolf: **Substanzlehre.** Frankfurt, 1946.

Hufeland, C. W.: **Makrobiotik oder die Kunst, sein Leben zu verlängern.** Jena, 1797; Neuauflage Stuttgart, 1958.

Hunkel, Karin: **Das Arbeitsbuch zur richtigen Farbentscheidung.** München, 1994.

Jachens, Lüder: **Hautkrankheiten ganzheitlich heilen.** Stuttgart, 1999.

Kirchberger, Horst: **Make-up. «Die neue Schule».** Augsburg, 1995.

Mc Keen, Thomas: **Wesen und Gestalt des Menschen.** Stuttgart, 1996.

Mees, L. F. C.: **Das menschliche Skelett.** Stuttgart, 1981.

Meyer-Camberg, Ernst: **Das praktische Lexikon der Naturheilkunde.** München, 1977.

Pelikan, Wilhelm: **Heilpflanzenkunde.** Band 1, Dornach, [5]1988; Band 2, Dornach, [3]1982; Band 3, Dornach, [2]1984.

Pietrulla, Helen und Herbert: **Anatomie und Physiologie. Kosmetische Chirurgie und Dermatologie.** Darmstadt, 1970. – **Kosmetische Materialkunde. Chemie und apparative Kosmetik.** Darmstadt, 1973.

Poser, Doris: **Ihr persönlicher Stil.** Stuttgart/Bern, 1989.

Primavera Life: **Ätherische Öle.** Sulzberg, 1998.

Renzenbrink, Udo: **Ernährungskunde aus anthroposophischer Erkenntnis.** Dornach, [3]1988.

Rosenkranz, Bernhard; Schwartau, Silke: **Kosmetik-Ratgeber.** Hamburg, 1991.

Schad, Wolfgang (Hrsg.): **Goetheanistische Naturwissenschaft.** – Band 2, Botanik. Stuttgart, 1982.

Schmidt, Michael und Antje: **Signale der Haut.** Baden-Baden, 1995.

Schwenk, Theodor: **Das sensible Chaos.** Stuttgart, [9]1995.

Steiner, Rudolf: **Grundlinien einer Erkenntnistheorie der Goetheschen Weltanschauung.** Gesamtausgabe (= GA) 2, Dornach, [7]1979.
Die Philosophie der Freiheit. GA 4, Dornach, [16]1995.
Theosophie. Einführung in übersinnliche Welterkenntnis und Menschenbestimmung. GA 9, Dornach, [31]1987.
Wie erlangt man Erkenntnisse der höheren Welten? GA 10, Dornach, [24]1993.
Die Geheimwissenschaft im Umriß. GA 13, Dornach, [30]1989.

Trommsdorff, Joh. Barthol.: **Kallopistria oder die Kunst der Toilette für die elegante Welt.** Wien, 1805.

Usteri, Alfred: **Pflanzen-Wesen.** Dornach, [2]1989.

Usteri, Alfred; Daems, Willem F.: **Die Pflanzenwelt im Jahreslauf.** Dornach, 1987.

Waniorek, Linda: **Naturkosmetik für jeden.** München, 1986.

Weber, Marlis: Vollkornbackbuch. Weil der Stadt, 1993.

–: Vollwertküche für 1 Person. Weil der Stadt, 1994.

Will, Reinhold D.: **Geheimnis Wasser.** München, 1993.

Wollner, Fred; Dr. Rieder, Beate: **Duftführer.** München 1993.

zur Linden, Wilhelm: **Geburt und Kindheit.** Frankfurt, [13]1991.

Nützliche Adressen

WELEDA AG Schweiz
Stollenrain 11
CH-4144 Arlesheim
Tel. 0041 – 61 – 7 05 21 21
Fax 0041 – 61 – 7 05 23 10

WELEDA AG Deutschland
Möhlerstraße 3–5
73525 Schwäbisch Gmünd
Tel. 07171 – 919-0
Fax 07171 – 919-424
www.weleda.de
(Weleda Deutschland)

Die Weleda AG fördert die Verbreitung der anthroposophischen Medizin u. a. durch die Herausgabe der «Weleda Nachrichten», die viermal jährlich kostenlos auf Anfrage an Abonnenten verschickt werden. Die WN enthalten informative Aufsätze zu verschiedenen Themen des Lebensbereichs Gesundheit und Krankheit.

Wala Heilmittel GmbH
Postfach 11 91
73085 Eckwälden / Bad Boll
Tel. 07164 – 93 0-0
Fax 07164 – 93 - 930-297

Die Körperpflegemittel der Wala GmbH sind unter dem Namen «Dr. Hauschka Kosmetik» bekannt.

Tautropfen
Poststraße 10
83132 Pittenhart / Chiemgau
Tel. 08624 – 45 90
Fax 08624 – 42 65

Klosterlaboratorium Lorch
A. Petersen KG
73547 Lorch
Tel. 07172 – 74 25

Angelika Trenkle
Aubweg 32
97990 Weikersheim
Tel. 07934 – 30 27
Fax 07934 – 33 00

Die Körperpflegemittel von A. Trenkle sind unter den Namen «Miéla» und «florin» bekannt.

I & M
Helmholtzstraße 2-9
10587 Berlin
Tel. 030 – 391 10-91
Fax 030 – 391 10-93

Martina Gebhardt
83935 Rott
Tel. 08194 – 6 79
Fax 08194 – 17 97

Alverde Naturkosmetik Futura GmbH
Carl-Metz-Straße 1
76185 Karlsruhe

Alverde-Produkte werden exklusiv in dm-Märkten und Alnatura-Läden verkauft

Versandhandel für Produkte ökologisch orientierter Hersteller

Alnatura
Fachgeschäfte für biologische Produkte, überregional; Ladengeschäfte z.B. in Mannheim Karlsruhe, Kassel

Panda Versandhandel GmbH
Postfach 622
76260 Ettlingen
Tel. 07243 – 32 32 42
Fax 07243 – 51 81 03

Naturata GmbH
Rengoldshauser Str. 21
88662 Überlingen
Tel. 07551 – 64 52 4
Fax 07551 – 95 16 33

Waschbär Versand GmbH
Wilhelmstr. 24a
79098 Freiburg
Tel. 0761 – 13 06-140
Fax 0761 – 13 06-150

Naturpflege Fachversand B & W
Grenzweg 5-7
42555 Velbert
Tel. 0180 - 23 45 45
Fax 01805 – 23 41 41

Weitere Adressen

Massage Ausbildungsstätte
«Margarethe Hauschka-Schule»
Gruibinger Straße 29
73087 Boll

Fa. Aquädukt
Geräte für levitiertes Wasser
Postfach 6
82344 Andechs

Dingfelder Verlag
Literatur über levitiertes Wasser
Postfach 6
82344 Andechs

Pharmakologisches Institut der Universität Tübingen
Universität Tübingen
Wilhelmstraße
72074 Tübingen

Öldispersionsgeräte
Jungebad Apparatebau
Heckenweg 30
73087 Bad Boll
Tel. 07164 – 1 44 61
Fax 07164 – 1 44 60

Kneipp Zentral-Institut
86825 Bad Wörishofen

Colori-Forum für Fachberatung
Mühlwiese 6
65779 Kehlheim
Tel. 06195 – 7 48 05

Bildnachweis

Archiv für Kunst und Geschichte, Berlin: Abb. 1, 18.
Helga Heller-Waltjen: Abb. 38 und Seite 130/131.
Lüder Jachens: Abb. 2, 17.
Lavendelfoto Höfer, Hamburg: Abb. 3 – 6, 10 – 12, 20 – 30, 32 – 37, 39.
Verlag Freies Geistesleben, Stuttgart: Abb. 19.
WDV Wirtschaftsdienst: Abb. 9, 13, 15, 16, 31 sowie Seite 70/71.
Wilhelm Goldmann Verlag, München: Abb. 14.

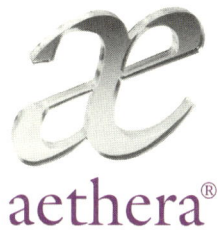

aethera®

Ganzheitlich handeln und heilen

aethera® möchte Menschen helfen, ganzheitlich zu handeln und zu heilen. Für alle Lebensbereiche, die unsere Gesundheit betreffen, sei es im körperlichen, im seelischen oder im geistigen Sinne, bietet aethera® Ratgeber an, die vor dem Hintergrund der Anthroposophie neue Wege weisen. Denn Gesundheit gibt es heutzutage nicht umsonst: der Mensch muß sich immer mehr selbst orientieren und sich letztlich auch selber weiterhelfen. Die Medizin, gerade wenn sie ganzheitlich orientiert ist, kann dann Hilfe zur Selbsthilfe sein.

So heißt das Leitmotiv des aethera®-Programms: Die heilenden Kräfte im Menschen stärken, die Bildung des eigenständigen Urteils unterstützen, die Initiativbereitschaft von Patienten und Verbrauchern fördern.

aethera® kommt aus dem Hause Freies Geistesleben und Urachhaus in Zusammenarbeit mit der Heilmittelfirma WELEDA und der Patientenvereinigung Verein für Anthroposophisches Heilwesen. Die am aethera®-Programm Beteiligten hoffen, daß die hier erscheinenden Bücher möglichst vielen Menschen Ratgeber und Helfer sein werden.

Verein für Anthroposophisches Heilwesen

Der Verein für Anthroposophisches Heilwesen wurde 1952 von Ärzten und Patienten mit dem Ziel gegründet, eine Medizin bekannt zu machen, die den Menschen als eine Einheit von Körper, Seele und Geist versteht.

Vorbeugende Gesundheitspflege

Es geht nicht nur darum, Krankheiten zu heilen, sondern darum, wie sich der Mensch im Lebensalltag – therapeutisch und medizinisch unterstützt – gesund erhält.

Mit einer intensiven Aufklärungsarbeit versucht der Verein, diesen ganzheitlichen Ansatz zu vermitteln. Durch Vorträge und Seminare zu den verschiedenen Lebensbereichen will er Wege aufzeigen, wie eine vorbeugende Gesundheitspflege gefördert werden kann. Dazu gehört die Herausgabe von Orientierungsschriften wie zum Beispiel der «Beiträge für eine bewusste Lebensführung in Gesundheit und Krankheit», die Lebensfragen von der Kindheit bis zum Alter behandeln und praktische Lebenshilfe bieten.

Aktive Mitgliedschaft

Anliegen des Vereins ist es, initiativfreudige Mitglieder darin zu unterstützen, sich zu einer örtlichen Arbeitsgruppe zusammenzuschließen, die den jeweiligen Gegebenheiten ihres Ortes entsprechend Öffentlichkeitsarbeit leisten kann. Dem Verein sind inzwischen über 80 Arbeitsgruppen und Therapeutika angeschlossen sowie mehrere Schwestervereine im Ausland. Die Unterstützung und Betreuung dieser Einrichtungen ist eine seiner wesentlichen Aufgaben.

Selbstbestimmung und Therapiefreiheit

Ein weiteres Ziel besteht darin, im gesundheitspolitischen Bereich den notwendigen Freiraum für ein allgemeines freiheitliches Gesundheitswesen zu erhalten und zu vergrößern. Die gesetzlich verankerten Rechte auf Selbstbestimmung des Patienten, Therapiefreiheit des Arztes, Vielfalt der Therapierichtungen gilt es heute gegen vielfache Angriffe von Seiten einer rein naturwissenschaftlich orientierten Medizin zu verteidigen.

Dazu hat der Verein sich mit mehreren Berufsverbänden zusammengetan, um auf die zunehmenden Beschränkungen für die «Besonderen Therapierichtungen» aufmerksam zu machen.

Ein weiteres Ziel umfasst die Förderung und Unterstützung von anthroposophisch orientierten Initiativen im Gesundheitswesen wie Forschungs- und Ausbildungsstätten, Arbeitsgruppen, Therapeutika und Arztpraxen; diese Tätigkeit wird durch die finanzielle Mithilfe und Spendenfreudigkeit aller Mitglieder und Interessenten ermöglicht.

Die Kraft des Vereins, sich für die Verwirklichung dieser Ziele einzusetzen, hängt von seiner Mitgliederzahl ab. Alle diejenigen, die in einem freiheitlichen Gesundheitswesen und in der Unterstützung und Verbreitung der anthroposophischen Medizin ein wichtiges Anliegen sehen, möchten wir daher dazu aufrufen, dem Verein für Anthroposophisches Heilwesen beizutreten und damit seine Wirkensmöglichkeit zu verstärken!

Kontakt: Verein für Anthroposophisches Heilwesen
Johannes-Kepler-Str. 56, 75378 Bad Liebenzell
Telefon (0 70 52) 93 01-0, Telefax (0 70 52) 93 01-10,
E-Mail: verein@heilwesen.de
Internet: http://www.heilwesen.de

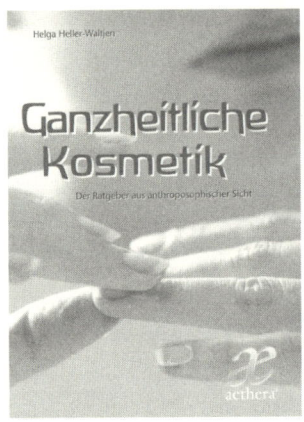

Helga Heller-Waltjen
Ganzheitliche Kosmetik

Der Ratgeber
aus anthroposophischer Sicht
151 Seiten, mit zahlreichen
Abbildungen, kartoniert

In diesem ersten Ratgeber zur Naturkosmetik aus anthroposophischer Sicht gibt die erfahrene Kosmetikerin Helga Heller-Waltjen konkrete Empfehlungen, welche Art der Hautpflege im Sinne eines ganzheitlichen Verstehens von Mensch und Natur hilfreich und sinnvoll ist.

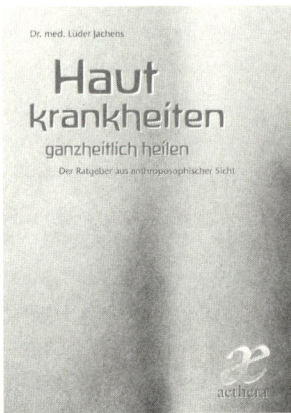

Dr. med. Lüder Jachens
Hautkrankheiten ganzheitlich heilen

Der Ratgeber
aus anthroposophischer Sicht
195 Seiten, mit zahlreichen
Abbildungen, kartoniert

Dieser Ratgeber zu Hautkrankheiten zeigt vom Standpunkt der anthroposophisch erweiterten Medizin, welche Art von Selbstmedikation möglich und welche Behandlung durch den Arzt nötig ist.

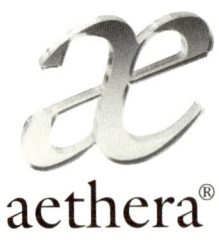